# 儿童青少年
# 近视防控丛书
## ——政务管理篇——

樊泽民　李筱翠　毕宏生◎主编

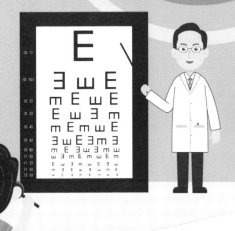

U0199516

人民卫生出版社

·北京·

**图书在版编目（CIP）数据**

儿童青少年近视防控丛书. 政务管理篇 / 樊泽民，李筱翠，毕宏生主编. —北京：人民卫生出版社，2021.6

ISBN 978-7-117-31654-5

Ⅰ.①儿… Ⅱ.①樊… ②李… ③毕… Ⅲ.①儿童—近视—防治—中国②青少年—近视—防治—中国 Ⅳ.①R778.1

中国版本图书馆CIP数据核字（2021）第099941号

| 人卫智网 | www.ipmph.com | 医学教育、学术、考试、健康，购书智慧智能综合服务平台 |
| 人卫官网 | www.pmph.com | 人卫官方资讯发布平台 |

**儿童青少年近视防控丛书：政务管理篇**
Ertong Qingshaonian Jinshi Fangkong Congshu：
Zhengwu Guanlipian

主　　编：樊泽民　李筱翠　毕宏生
出版发行：人民卫生出版社（中继线 010-59780011）
地　　址：北京市朝阳区潘家园南里 19 号
邮　　编：100021
E - mail：pmph @ pmph.com
购书热线：010-59787592　010-59787584　010-65264830
印　　刷：北京顶佳世纪印刷有限公司
经　　销：新华书店
开　　本：889×1194　1/32　印张：4　插页：1
字　　数：70 千字
版　　次：2021 年 6 月第 1 版
印　　次：2021 年 8 月第 1 次印刷
标准书号：ISBN 978-7-117-31654-5
定　　价：25.00 元

打击盗版举报电话：010-59787491　E-mail：WQ @ pmph.com
质量问题联系电话：010-59787234　E-mail：zhiliang @ pmph.com

# 丛书编委会

顾　问　　姚　克　王宁利　孙兴怀
　　　　　瞿　佳　许　迅　吕　帆
　　　　　魏文斌　马　军　陶芳标
　　　　　周行涛　樊泽民　李筱翠
主　编　　毕宏生
副主编　　王兴荣　孙志毅　吴建峰　孙　伟
　　　　　吕太亮　宋继科　胡媛媛
编　委　　（以姓氏笔画为序）
　　　　　丁美华　王艺蓉　卢秀珍
　　　　　刘正峰　刘冬梅　曲　毅
　　　　　吴　慧　李丽丽　赵海强
　　　　　温　莹　解孝锋　潘雪梅
指导单位　教育部体育卫生与艺术教育司
　　　　　国家卫生健康委员会疾病预防控制局
监制单位　山东省教育厅
　　　　　山东省卫生健康委员会
编制单位　山东省儿童青少年健康与近视防控研究院
　　　　　山东省青少年视力低下防治中心
　　　　　山东中医药大学附属眼科医院

## 政务管理篇
## 编委会

主　编　　樊泽民　李筱翠　毕宏生
副主编　　赵海强　吴　慧　孙志毅
编　委　　（以姓氏笔画为序）
　　　　　卢秀珍　曲　毅　孙　伟
　　　　　吴建峰　胡媛媛　温　莹
　　　　　解孝锋　潘雪梅

## 丛书前言

　　近视是指光线经过眼的屈光系统折射之后在视网膜前聚焦，是导致远视力下降的眼病，是环境和遗传因素共同作用的结果，不良用眼环境和行为习惯是其发病的主要原因。世界卫生组织调查结果显示，2020年全球近视人口比例已达34.0%。我国的情况更加严峻，据国家卫生健康委员会统计，2018年全国儿童青少年近视率已达53.6%，且呈现低龄化、高发和增长速度加快的严峻趋势。近视不仅会影响孩子们的学习和生活，而且一旦发展为高度近视，发生继发性青光眼、视网膜脱离等致盲性眼病的可能性就会大大增加，严重危害身心健康。儿童青少年近视已成为我国乃至全球的重大公共卫生问题，引起了社会各界的广泛关注。习近平总书记对儿童青少年视力健康工作作出重要指示，强调"全社会都要行动起来，共同呵护好孩子的眼睛，让他们拥有一个光明的未来"。

　　儿童青少年近视是与多因素相关、多基因遗传、不可逆转的眼视光疾病，应当采用"以防为主，防控结合"的指导方针，由政府主导，专家指导，医-教-防三方协同，学校、医疗卫生机构、家长和学生等多方共同参与防控。本套丛书专为政府主管部门、学校、医疗卫生机构、家长和学生等近视防控工作的关键参与方而编写，共分为《政务管理篇》《医疗卫生篇》《家长篇》《学校篇》和《儿童青少年篇》。

《政务管理篇》主要收录了国家和地方各级主管部门下发的关于近视防控工作的相关文件和方案（书中保留原文件内容），旨在让社会各界更系统、全面地了解我国的相关政策方针，为有力推进儿童青少年近视防控工作提供指导和支持。

《儿童青少年篇》《学校篇》和《家长篇》分别针对学生、学校工作人员和家长，通过简明易懂的文字和图片将晦涩的专业术语和理论通俗化、形象化、科普化，力求使非专业人士也能够轻松掌握儿童青少年近视防控的相关知识。

《医疗卫生篇》主要阐述了国内外儿童青少年近视研究新进展和临床诊疗技术规范，指导专业技术人员和校医规范开展近视防控工作。

加强科普宣传教育是近视防控工作的关键一环，是提升学生卫生健康素养的重要途径，也是促进学校卫生工作的基础性工程。只有家庭、学校、社会等各方真正理解近视防控的重要性，充分了解爱眼护眼知识，帮助孩子们形成良好的用眼行为习惯，才能发挥近视防控措施的最大效果，保障孩子们的身心健康和综合素质全面发展，这也是健康教育最深远的目标。

　　本书的编写和出版得到了教育部、国家卫生健康委员会、人民卫生出版社、多位著名眼科与视光学专家的悉心指导和大力支持，在此深表感谢！由于编写时间紧张、编写人员经验和水平有限，内容可能存在一定的不足之处，恳请各位读者和同仁多提宝贵意见和建议。希望本书的出版，能够促进我国儿童青少年近视防控工作的开展，为"实施健康中国战略"贡献力量。

毕宏生

2021 年 5 月

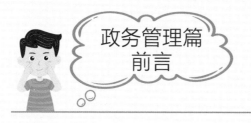

儿童青少年近视防控工作是一项系统性工程，本着"政府主导、专家指导、各界参与"的原则，需要政府、学校、医疗卫生机构、家庭、学生等各方的共同参与和努力。为贯彻落实习近平总书记关于综合防控儿童青少年近视的指示精神，教育部会同中共中央宣传部、国家卫生健康委员会、国家体育总局、财政部、人力资源和社会保障部、国家市场监督管理总局、国家广播电视总局、国家中医药管理局，共九部门建立了全国综合防控儿童青少年近视工作联席会议机制。中央和地方各级主管部门相继制定了相关政策、文件和规定，明确了防控工作的阶段性目标，科学规划了工作计划和实施方案，细化了不同领域工作人员的职责分工，按照规范和标准逐步推进和落实。

这些政策和方案是团结各方力量打赢儿童青少年近视防控攻坚战的最有力保障，凡是参与近视防控工作的人员，特别是教育和医疗卫生机构的工作人员，都应当学习、熟悉并利用它们为儿童青少年眼健康服务。相信在党和国家的正确领导下，在社会各界尤其是直接参与儿童青少年眼保健工作人员的共同努力下，我国的近视防控工作一定会取得最终的胜利。

毕宏生

2021 年 5 月

# 目录

## 第一篇

## 习近平近日作出重要指示强调　共同呵护好孩子的眼睛 让他们拥有一个光明的未来

　　中共中央总书记、国家主席、中央军委主席习近平近日作出重要指示指出，我国学生近视呈现高发、低龄化趋势，严重影响孩子们的身心健康，这是一个关系国家和民族未来的大问题，必须高度重视，不能任其发展。

　　习近平指示有关方面，要结合深化教育改革，拿出有效的综合防治方案，并督促各地区、各有关部门抓好落实。习近平强调，全社会都要行动起来，共同呵护好孩子的眼睛，让他们拥有一个光明的未来。

　　我国青少年视力健康一直牵动着习近平总书记的心。此前，习近平已就相关工作作出重要指示。近日，在看到有关报刊刊载的《中国学生近视高发亟待干预》一文后，习近平又作出上述指示，为这项工作进一步指明了方向。

　　为贯彻落实习近平总书记重要指示精神，教育部联合国家卫生健康委员会等有关部门研究制定了综合防控儿童青少年近视实施方案，并向相关部门和社会广泛征求意见。方案提出了防控儿童青少年近视的阶段性目标，明确

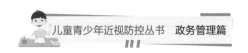

了家庭、学校、医疗卫生机构等各方面责任，并决定建立全国儿童青少年近视防控工作评议考核制度。方案近期将正式印发实施。

新华社

2018 年 8 月 28 日

## 第二篇

# 教育部关于印发《中小学学生近视眼防控工作方案》的通知

教体艺〔2008〕7号

各省、自治区、直辖市教育厅（教委），新疆生产建设兵团教育局：

为贯彻落实《中共中央国务院关于加强青少年体育增强青少年体质的意见》（中发〔2007〕7号），切实加强学生视力保护工作，实现中央7号文件提出的通过5年左右的时间，使我国青少年近视的发生率明显下降的工作目标，特制定《中小学学生近视眼防控工作方案》及《中小学学生近视眼防控工作岗位职责》《中小学学生预防近视眼基本知识与要求》（原《中小学学生近视眼防治工作方案（试行）》同时废止），并提出以下工作意见。

1. 充分认识做好保护视力、预防近视工作（以下简称"防近"工作）的重要性，把"防近"工作作为贯彻落实中央7号文件，推进素质教育，促进青少年身心健康的重要内容，按照《中小学学生近视眼防控工作方案》要求，切实将"防近"工作抓实、抓细、抓出成效。

2. 将学生"防近"工作提上议事日程，纳入部门工作计划，结合本地实际，制定落实《中小学学生近视眼防控工作方案》的工作规划和实施意见，确保实现中央 7 号文件提出的"防近"工作目标。

3. 加大投入力度，切实改善中小学教室采光与照明、课桌椅配置、黑板等教学条件，主动协调卫生行政部门定期对学校教学卫生状况进行监督与监测，保障教学设施和条件符合《国家学校体育卫生条件试行基本标准》及相关卫生标准，为学生建立良好的视觉环境。

4. 加强与卫生、质量监督管理、新闻宣传及妇联、共青团、社区等部门和机构的沟通与协作，充分发挥各有关部门在保护青少年视力中的作用，形成多部门齐抓共管，相关机构协同配合，共同做好学生视力保护工作的合力。

5. 将学校"防近"工作开展情况、学生视力监测及近视眼发病率控制情况纳入学校体育卫生专项督导检查内容，定期开展督导检查。

6. 及时总结推广落实《中小学学生近视眼防控工作方案》的典型经验和做法，通过发挥先进典型的示范作用，以点带面，推动学校"防近"工作深入有效开展。

附录：中小学学生近视眼防控工作方案

中华人民共和国教育部

2008 年 9 月 4 日

# 附录

## 中小学学生近视眼防控工作方案

为贯彻落实《中共中央国务院关于加强青少年体育增强青少年体质的意见》（中发〔2007〕7号）精神，加强保护学生视力的工作，特制定本工作方案。

### 一、工作原则

1. 坚持预防为主原则。把近视眼防控（以下简称"防近"）的重点放在预防工作上，面向全体学生实施预防措施，有效预防近视眼的发生，降低学生近视眼新发病率。

2. 坚持综合防控原则。针对导致近视眼发生的多种因素，采取综合防控措施。切实减轻学生课业负担，控制学生近距离用眼时间；改善教学卫生条件，创建良好的视觉环境；普及视力保护知识，培养学生科学用眼习惯；落实学生体育活动时间，促进学生积极参加体育锻炼。

3. 坚持常抓不懈原则。把"防近"工作作为学校日常工作，按照不同年龄、学段要求，将其贯穿教育教学各个环节中，坚持常抓不懈，促进"防近"工作经常化、制度化。

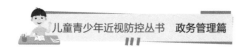

4．坚持全员参与原则。充分发挥全体教师和家长、社区的作用，建立教师全员参与，学校、家长、社区联动的机制，形成共同做好学生"防近"工作的合力。

## 二、工作措施

### （一）加强规章制度建设，规范管理"防近"工作

1．将学生视力保护工作纳入学校管理、教师管理和班级管理内容，按照《中小学学生近视眼防控工作岗位职责》（附件1），落实各有关部门和人员的职责，并作为年终考核、班级评优评先的依据，以此形成学校领导、教师、学生人人重视，齐抓共管的"防近"工作机制。

2．制定科学规范的学生在校作息制度。严格按照规定的课程计划，安排每周课程和作息时间。依据学生学习和生活规律，按照静动结合、视近与视远交替的原则安排每天课程与活动。保证小学生每天睡眠10小时，初中学生9小时，高中学生8小时。

3．切实减轻学生课业负担。改进教学方法，提高课堂教学的质量和效率，切实做到不拖堂。严格控制考试的科目与次数，限制课外作业量。不随意增加学科教学学时，不占用节假日、双休日和寒暑假组织学生上课。学校要统筹学生的家庭作业时间，小学一、二年级不留书面家庭作业，小学其他年级书面家庭作业控制在60分钟以内；

初中各年级不超过 90 分钟。

4．建立健全眼保健操制度。将每天两次眼保健操时间纳入课表，组织学生认真做好眼保健操。

5．根据教室采光照明情况和学生视力变化情况，每月可调整一次学生座位。根据学生身高变化，及时调整其课桌椅高度。

6．建立视力定期监测制度。每学期对学生视力状况进行两次监测，做好学生视力不良检出率、新发病率等各类指标的统计分析，对有视力下降趋势和轻度近视的学生进行分档管理，并有针对性地实施相关"防近"措施。

7．坚持学生每天一小时体育锻炼制度。保质保量上好体育课，认真开展大课间体育活动和丰富多彩的户外体育活动，切实保证学生每天参加一小时体育活动。

**（二）开展视力保护宣传教育，培养学生良好的用眼卫生习惯**

1．按照《中小学学生预防近视眼基本知识与要求》（附件 2），在学校师生及家长中，广泛、深入开展视力保护宣传教育。

2．每月利用广播、宣传栏等多种形式，经常性宣传科学用眼、预防近视等眼保健知识，培养学生爱眼、护眼意识，养成正确的读写姿势和用眼卫生习惯。

3．每学期开学初和学期结束放假前，通过品德与生

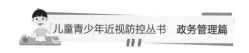

活课或体育与健康课、主题班队会等，集中对学生进行一次保护视力教育，使之与经常性"防近"宣传教育有机结合，促使"防近"宣传教育经常化、制度化。

4. 教师应将培养学生良好用眼卫生习惯贯穿于整个课堂教学中，随时纠正学生不良读书写字姿势，帮助学生建立良好的用眼卫生习惯和行为。课间督促学生到室外活动或远眺。

5. 通过家长会、家长信等多种形式向家长宣传保护视力、预防近视的知识和方法，指导和督促家长为学生提供有利于视力保护的学习环境、控制学生近距离用眼时间（看书、写字、看电视、用计算机时间达 45 分钟，应休息 10～15 分钟）、及时纠正不良的用眼卫生习惯、视力下降时要及时到正规医院就医。

6. 每年 6 月 6 日的"全国爱眼日"，开展形式多样、内容丰富的"防近"宣传活动，积极争取和动员专业机构、新闻媒体的参与，扩大宣传的效果。

**（三）积极改善教学条件，为学生创建良好的视觉环境**

1. 保证教室内所有学生合理的用眼距离，教室前排课桌前缘与黑板应有 2 米以上距离，后排课桌后缘与黑板的水平距离：小学不超过 8 米，中学不超过 8.5 米。

2. 按国家规定的标准要求，提供与学生身高相符合的课桌椅，每间教室内应预置 1～3 种不同型号的课桌椅

（有条件的学校应配置 2 种以上型号的课桌椅），或配备可调试课桌椅。

3. 教室黑板应完整无破损、无眩光，挂笔性能好，便于擦拭；黑板下缘与讲台地面的垂直距离：小学为 0.8～0.9 米，中学为 1～1.1 米；讲台桌面距教室地面的高度一般为 1.2 米。

4. 教室采光应符合国家相关卫生标准。单侧采光的教室光线应从学生座位左侧射入，双侧采光的教室主采光窗应设在左侧；教室墙壁和顶棚为白色或浅色，窗户应采用无色透明玻璃；教室采光玻地比（窗的透光面积与室内地面面积之比）不得低于 1∶6（新建教室采光玻地比应达到 1∶4）。

5. 教室照明应配备 40 瓦荧光灯 9 盏以上，且灯管应垂直于黑板；教室照明应采用配有灯罩的灯具，不宜用裸灯，灯具距桌面的悬挂高度为 1.7～1.9 米；黑板照明应另设 2 盏横向 40 瓦荧光灯，并配有灯罩；课桌面和黑板照度分布均匀，照度应符合国家标准（《建筑照明设计标准》GB 50034—2004）要求。自然采光不足时应及时辅以人工照明。

附件 1：中小学学生近视眼防控工作岗位职责

附件 2：中小学学生预防近视眼基本知识与要求

# 附件1

## 中小学学生近视眼防控工作岗位职责

### 一、学校领导

1. 确定一名校级领导主管学生近视眼防控（以下简称"防近"）工作，并明确相关部门工作职责。

2. 按照《中小学学生近视眼防控工作方案》的要求，结合学校实际情况，制订相应的"防近"工作计划和措施。

3. 将学生"防近"工作纳入学校年度工作计划，并在年终对学生"防近"措施落实情况进行检查和总结。

4. 督促学校有关部门和人员履行"防近"工作职责，落实具体的"防近"措施。

5. 定期研究学生视力保护工作，协调解决"防近"工作中存在的问题，及时总结推广班级"防近"经验。

### 二、体育卫生或思想教育管理部门

1. 负责制订学校"防近"宣传教育计划，组织班级开展形式多样的"防近"宣传活动。

2. 管理学生"防近"工作，将学生"防近"工作纳入学生管理和班级评比监督内容。

3. 组织每学期对学生视力状况进行两次监测。

4. 组织开展师生眼保健操培训与评比工作。

## 三、教学管理部门

1. 按照规定的课程计划，合理安排每周课程和作息时间。按照静动结合、视近与视远交替的原则安排每天课程与活动。

2. 严格控制各学科的测验和考试次数，督促任课教师按时下课，做到不拖堂、布置课外作业适量。

3. 督促教师做到板书、多媒体课件字迹清晰端正、大小适当，容易辨认。

4. 按照国家有关要求，将学生每天一个小时体育锻炼时间列入教学计划，将上下午眼保健操时间排入课表。

## 四、总务后勤部门

1. 及时检查、修理及更换老化的灯管，确保教室采光照明符合国家标准，照度分布均匀。

2. 定期安排教室墙壁粉刷，维护教室墙壁清洁，并监督采用低彩度、高亮度的材料进行粉刷。

3. 选用耐磨无光泽材料的黑板，并定期维护，确保黑板表面完整无破损、无眩光，挂笔性能好，便于擦拭。

4. 根据学生身高，合理配置课桌椅。保证每间教室内

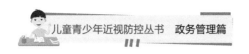

至少有 2 种以上不同高低型号的课桌椅。配备可调试课桌椅的，要配合班主任及时根据学生身高，调节课桌椅高度。

5. 为卫生（保健）室或学生活动室配备视力表灯箱，并标出 5 米线。有条件的学校还可为每间教室配备标准对数视力表，标出 5 米线。

### 五、班主任

1. 掌握班级学生的视力变化情况，配合校医（保健教师）做好对有视力下降趋势和轻度近视学生的分档管理工作。

2. 教育并督促学生养成良好的用眼卫生习惯，及时纠正不正确的读、写姿势。做到读、写姿势和握笔方法正确，眼睛距书本 30 厘米左右，写字 1 小时要休息片刻，不躺在床上看书，不在行进的车中看书，不在暗弱或强光下看书、写字。

3. 督促学生课间休息时到室外活动或远眺，积极参加体育活动，保证每天有一小时的体育锻炼。

4. 根据教室采光照明情况和学生视力变化情况，每月至少调整一次学生座位。及时根据学生身高，调节课桌椅高度。

5. 督促任课教师按时下课，做到不拖堂或利用各种方式变相占用学生课间休息时间，不随意多留课外作业。

6. 定期与家长联系，督促家长配合做好子女的视力保护工作。每学期至少利用一次家长会或其他形式向家长宣传有关近视眼的防治知识，告诫家长注意控制学生在家用电脑、看电视时间，保证必要的睡眠时间。学生视力有变化时要及时与家长取得联系。

7. 督促并指导学生每天上下午认真做好眼保健操。

8. 组织班级干部、红十字青少年、卫生员共同做好班级的视力保护工作。

## 六、任课教师

1. 按照国家课程标准和相关教学要求组织教学，按时下课。

2. 教学过程中，合理控制学生近距离用眼时间，及时纠正不正确的阅读、写字姿势，促进学生养成良好的用眼卫生习惯。

3. 教学过程中，做到板书字体清晰、字迹规范；使用多媒体课件教学时，要调整好字体大小、颜色和光线强度，做到字体、背景简明清晰，对比度明显。

4. 严格控制测验和考试次数，按照规定要求布置课外作业，控制学生作业量。

5. 配合班主任督促学生课间休息时间到室外活动或远眺。

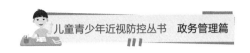

6. 配合班主任督促并指导学生按照要求认真做好眼保健操。

## 七、校医（保健教师）

1. 负责拟订学校"防近"工作的计划，并报学校领导批准实施。

2. 每学期利用广播、黑板报、墙报等各种形式向师生进行经常性保护视力的宣传教育。

3. 每学期组织学生进行 2 次视力检查，详细记录，及时统计，分析视力减退的主要原因，对视力不良的学生进行分类管理。

4. 学生视力发生变化时，要及时通知班主任，并提出具体指导意见。

5. 经常到教室检查学生用眼卫生、教室的采光照明、课桌椅配置调整以及眼保健操实施等情况，发现问题及时向有关部门提出改进意见。

6. 定期对生活委员或卫生员、红十字青少年进行保护视力、预防近视知识培训，指导他们在班级中开展"防近"工作。

7. 培训、指导师生眼保健操工作，使之学会并掌握眼保健操的正确做法。

## 附件 2

# 中小学学生预防近视眼基本知识与要求

近视是屈光不正的一种。表现为能看清近处的东西，看不清远处的东西，是由于进入眼球的光线不能聚焦在视网膜上，而是落在视网膜前面导致的。不良的视觉环境，读书写字时光线不足，近距离用眼时间过长，读写姿势不正确等是造成近视发生或发展的重要原因。

保护视力，预防近视，必须了解预防近视眼的基本知识，树立爱眼、护眼意识，养成良好的用眼卫生习惯。

## 一、保持正确读写姿势

1. 读书写字身体要坐正，保持眼睛与书本距离为33～35厘米左右（一尺）、胸前与桌子距离应约一拳、握笔的手指与笔尖距离应3厘米左右（一寸）。

2. 写字时执笔角度要合适，用铅笔、钢笔写字时笔杆与纸面的角度在40～50度之间，用毛笔写字时力求笔杆直立。

3. 不歪头或躺着看书，不走路看书，不在晃动的车船上看书。

## 二、选择良好的用眼视觉环境

### （一）读书写字视觉环境要求

1. 读书写字时要有充足的光线，窗户光线及台灯灯光要从左前方射来。不要在过亮、过暗的光线下读写（如太阳直射光线下、傍晚光线不足时）。

2. 尽量不用铅芯过细的笔写作业，铅芯要软硬适中，作业用纸要洁净，书写字体不要过小。

3. 选择适宜的桌椅读书写字，书桌高度以到上腹部附近为宜。

### （二）看电视的视觉环境要求

1. 看电视时，人与电视机应保持 3 米以上距离（或保持电视画面对角线 5 倍以上距离）。

2. 电视屏幕的高度应与看电视人的视线平行或稍低一些。

3. 电视机要放在背光的地方。

4. 电视的光亮度要合适，不能过亮或过暗。

### （三）操作电脑视觉环境要求

1. 电脑屏幕最好背向或侧向窗户，避免出现反光现象。

2. 电脑操作台应低于一般课桌的高度，座椅最好高低可调。电脑屏幕中心应与胸部在同一水平线上。

3．电脑屏幕与眼睛之间距离应不低于 50 厘米，视线应略低于平视线 10～20 度。

4．电脑操作间的光线不应太弱或太强（12 平方米的房间安装一盏 40 瓦日光灯即可达到所需的照度）。

### 三、养成良好的用眼卫生习惯

1．连续近距离用眼时间不能过长，应控制在 40～50 分钟。课间休息时要注意放松眼睛，应到教室外活动或凭窗远眺或闭目养神。

2．看电视或操作电脑时间不能过长。连续看电视或操作电脑 40～50 分钟左右，应休息一下眼睛，或闭目养神或做眼保健操，也可到室外运动或向远处眺望。

3．不玩或少玩游戏机。偶尔玩一下时要注意眼睛与游戏机的距离不能太近，持续时间不要超过半小时。

### 四、坚持做眼保健操

1．每天上下午要做一次眼保健操。

2．做眼保健操应注意双手干净，做到穴位准确、手法正确、力度适当。

### 五、保证睡眠、均衡营养、加强锻炼

1．睡眠要充足，保证眼睛得到充分休息。小学生每

天睡眠 10 小时，初中学生 9 小时，高中学生 8 小时。

2．不挑食、不偏食，均衡饮食，保证营养全面。

3．多吃蔬菜瓜果，常吃富含维生素 A 的食品（如胡萝卜、菠菜、动物肝脏、杏、枇杷等）。

4．多到户外活动，多参加球类运动、多观察树木花草，多享受大自然的青山绿水，使眼睫状肌得到放松。

### 六、定期检查视力，配戴合适的眼镜

1．每学期要检查两次视力，出现视力下降时，要尽快到医院眼科做进一步的检查。

2．如果确认已患近视，要及时到医院验光配镜。不要到不正规的眼镜店配镜。不追求过高的矫正视力，矫正视力达到 5.0 即可。

3．不要互相借戴眼镜。每个人的屈光度数、瞳孔距离不相同，互相借戴眼镜会出现眼疲劳等症状，影响视力，有害无益。

4．16 岁以下的儿童少年配戴隐形眼镜要慎重。

## 第三篇

## 国家卫生计生委办公厅 教育部办公厅 国家体育总局办公厅关于加强儿童青少年近视防控工作的指导意见

国卫办妇幼发〔2016〕43号

各省、自治区、直辖市卫生计生委、教育厅（教委）、体育局，新疆生产建设兵团卫生局、教育局、体育局：

为有效控制我国儿童青少年近视发病率，提高儿童青少年视力健康水平，现就加强儿童青少年近视防控工作提出如下指导意见。

### 一、加强宣传教育，增强健康用眼意识

宣传教育是预防儿童青少年近视发生的首要环节。各地要充分利用各种传播媒体，开展多层次、多角度的宣传教育，全面普及儿童青少年近视防控和健康用眼知识，营造全社会关心、重视儿童青少年近视防控的良好氛围。各地卫生计生部门要制订科学规范的近视防控指南，及时发布权威近视防控知识，鼓励广大医务人员充分发挥专业优势，积极开展近视防控健康教育和科学知识普及。要联合教育部门做好每年全国"爱眼日"主题宣传活动，并组织

医务人员深入托幼机构、中小学校指导开展近视防控宣传教育。各地教育部门要发挥学校主阵地作用，落实每学期至少1次视力健康教育活动，利用广播、宣传栏、家长会、家长信等多种形式，对学生和家长进行用眼健康知识教育，争取家长对学生视力保护工作的支持和配合。鼓励和倡导学生经常参加户外活动，积极参加体育锻炼特别是乒乓球、羽毛球等有益于眼肌锻炼的体育活动，保持正确的读写姿势，减少近距离长时间用眼，减少使用电子视频产品，保证充足睡眠和均衡营养。通过广泛宣传，使科学用眼知识进学校、进社区、进家庭，使儿童及家长不断增强健康用眼意识。

**二、注重早期发现，采取有效干预措施**

基层医疗卫生机构要按照《儿童眼及视力保健技术规范》和《国家基本公共卫生服务规范》要求，做好国家基本公共卫生服务项目中3~6岁儿童视力检查工作，做到早发现、早干预。托幼机构要按照《托儿所幼儿园卫生保健管理办法》要求，定期为幼儿检查视力，发现视力异常的幼儿，及时告知家长到医疗机构做进一步诊治。各中小学校要按照《中小学学生近视眼防控工作方案》（以下简称《防控工作方案》）要求，建立视力定期监测制度，定期检查视力。对有视力下降趋势和轻度近视的学生进行分档管理，有针对性地实施相关措施。卫生计生部门要在教育部门的配合下做好托幼机构、中小学校视力筛查工作，提供专业技术服务与指导。探索建立儿童青少年屈光发育档案，对儿童青少年进行屈光筛查，早期筛查出屈光不正等异常或可疑眼病，早期发现近视的倾向或趋势，制订跟踪干预措施，尽最大努力减少近视特别是高度近视。

### 三、实施科学教育，营造良好用眼环境

托幼机构要按照《托儿所幼儿园卫生保健管理办法》及《3～6岁儿童学习与发展指南》要求，科学安排一日生活，均衡营养膳食，保证户外活动，注重用眼卫生，保护学龄前儿童视力。各中小学校要按照《防控工作方案》要求，保障各项教学设施和条件（教室、寝室的采光与照明、课桌椅配备、黑板等）符合国家相关文件和标准要求，为学生提供符合用眼卫生要求的学习环境。制订科学的作息制度，按照静动结合、视近与视远交替的原则合理安排课程与活动。建立健全眼保健操制度，将每天两次眼保健操时间纳入课表，组织学生认真做好眼保健操。确保学生校内每天体育活动时间不小于1小时，督促学生课间时间参加户外活动。要切实减轻学生课业负担，不随意增加教学学时，不占用节假日、双休日和寒暑假时间组织学生上课，统筹安排好学生的家庭作业时间。

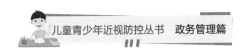

## 四、加强人才培养，提供优质保健服务

各地卫生计生部门要根据"十三五"全国眼健康规划要求，将眼保健服务纳入医疗服务体系整体发展中，完善服务体系，提高服务能力。加强儿童青少年视力保护科学研究，为近视防控提供科学有效的技术和方法，同时充分发挥中医医疗预防保健的特色和优势，运用中医适宜技术做好儿童青少年眼保健工作。加强基层眼科医师、眼保健医生、儿童保健医生培训，提高视力筛查、常见眼病诊治和急诊处置能力。注重视光师培养，确保每个县（市、区）均有合格的视光专业人员提供规范的服务，并根据儿童青少年近视进展情况，选择科学合理的矫正方法。各地教育部门要在卫生计生部门的指导下，定期组织对分管领导、校长、班主任、校医（保健老师）、家长进行培训，增强责任意识，传授近视防控方法，提高校内眼保健服务水平。

## 五、加强组织领导，建立综合防控机制

各地卫生计生与教育部门要密切合作，建立共同推进儿童青少年近视防控工作机制，将儿童青少年近视防控工作纳入相关卫生、教育发展规划和重要议事日程，组建省级儿童青少年近视防控工作专家队伍，制订工作方案，明确工作任务。有条件的地方要积极开展儿童青少年近视综

合防控试点工作，探索建立融合健康教育、监测预警、综合干预、跟踪管理等内容的长效防控机制，以点带面，推进工作全面开展。同时，要建立科学有效的监督评估机制，将儿童青少年近视防控工作纳入学校素质教育和基本公共卫生服务的综合考核指标，适时组织专项督导检查，及时发现问题，确保各项工作措施落实到位。

2016 年 10 月 19 日

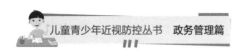

## 第四篇
## 国家卫生计生委关于印发"十三五"全国眼健康规划（2016—2020年）的通知

国卫医发〔2016〕57号

各省、自治区、直辖市卫生计生委，新疆生产建设兵团卫生局：

为切实做好"十三五"期间我国眼健康工作，保障人民群众的身体健康和生活质量，进一步提高人民群众眼健康水平，结合当前我国眼病防治工作现状，我委制定了《"十三五"全国眼健康规划（2016—2020年）》（可从国家卫生计生委网站下载）。现印发你们，请各地认真贯彻执行。

国家卫生和计划生育委员会

2016年10月28日

## "十三五"全国眼健康规划
## （2016—2020年）

眼健康是国民健康的重要组成部分，包括盲在内的视觉损伤严重影响人民群众的身体健康和生活质量，加重家庭和社会负担，威胁社会经济生产活动，是涉及民生的重大公共卫生问题和社会问题。1999年世界卫生组织（WHO）和国际防盲协会（IAPB）提出"2020年前消除可避免盲"的全球性战略目标。根据健康中国建设、深化医药卫生体制改革工作总体要求以及WHO《面向普遍的眼健康：2014—2019全球行动计划》决议，为继续推进我国"十三五"期间眼健康事业，进一步提高人民群众的眼健康水平，制定本规划。

## 一、现状和问题

"十二五"时期，我国各级政府大力推进防盲治盲工作，建立并不断完善国家和省市级防盲治盲管理体系、技术指导体系和服务体系，构建了"政府主导，各方参与"的工作格局，基本形成适合我国国情的眼病防治工作模式。主要致盲性眼病得到有效遏制：在"百万贫困白内障患者复明工程"项目引导下，2015年我国百万人口白内障手术率（CSR）已超过1 500，较"十一五"末期提高了56%；我国活动性沙眼、沙眼性倒睫患病率远低于WHO确定的致盲性沙眼流行区标准，证明沙眼在我国已经不是公共卫生问题。眼科医疗卫生事业快速发展，县医院眼科服务能力进一步提升。目前，我国约90%的县设有眼科医疗机构，其中约90%可以独立开展白内障复明

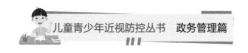

手术。眼科医务人员参与大人群眼病防治工作的积极性普遍增强。调整成立新一届全国防盲技术指导组和省级防盲技术指导组。

随着我国经济社会快速发展、人口老龄化进程加快以及人民群众对眼健康需求的不断提高，我国眼病防治工作依然任务艰巨。我国仍然是世界上盲和视觉损伤患者数量最多的国家之一，年龄相关性眼病患病率提高，青少年屈光不正等问题日益突出，农村贫困人口白内障致盲的问题尚未完全解决；眼科医疗资源总量不足、质量不高、分布不均的问题依然存在，基层眼保健工作仍需加强；群众爱眼护眼的健康生活理念还需继续强化。

"十三五"时期是推动我国眼病防治工作的关键期和机遇期，需要进一步采取切实可行的措施来提升人民群众的眼健康水平。

## 二、总体要求

（一）指导思想。深入贯彻落实党的十八大，十八届三中、四中、五中、六中全会和全国卫生与健康大会精神，坚持人民的主体地位，坚持科学发展眼健康事业，坚持预防为主，防治结合，将人人享有基本眼科医疗服务、逐步消除可避免盲和视觉损伤、提高人民群众眼健康水平作为开展眼病防治工作的出发点和落脚点，将眼病防治工作纳入医疗卫生服务体系中统筹规划，加强资源整合，并将其作为健康扶贫工程的重要内容。采取力度更大、针对性更强、作用更直接的政策举措，继续加强县级医院眼科服务能力建设，提高眼科医疗服务的覆盖面、可及性、公平性和有效性。

（二）工作原则。坚持政府主导、多部门协作、全社会参与；将防治引起盲和视觉损伤的常见眼病与加强基层眼科服务能力建设相结合，推广眼病防治适宜技术与工作模式，不断加强眼科医疗服务体系建设，完善工作机制；明确工作目标和各级责任主体，立足国情，因地制宜、分类指导，分步实施、分级负责，确保各项工作措施取得实效。

（三）工作目标。到 2020 年，力争实现以下目标。

1. 构建上下联动、紧密衔接的眼病防治工作网络，不断提升眼病防治服务能力。建立完善部门协作机制，充分动员社会力量，积极推动、参与眼病防治相关工作。

2. 县级综合医院普遍开展眼科医疗服务，90% 以上的县有医疗机构能够独立开展白内障复明手术。

3. 开展眼病防治管理人员和专业技术人员培训工作。

4. 进一步提高 CSR，到 2020 年底全国 CSR 达到 2 000 以上，农村贫困白内障患者得到有效救治。

5. 重点在儿童青少年中开展屈光不正的筛查与科学

矫正，减少因未矫正屈光不正导致的视觉损伤。每个县均有合格的验光师提供验光服务。

6. 进一步加强糖尿病视网膜病变等眼病的早期诊断与治疗，探索建立适宜工作模式。

7. 巩固消除致盲性沙眼成果。

8. 普遍开展早产儿视网膜病变防治培训，降低早产儿视网膜病变发病率和致残率。

9. 开展低视力诊疗、康复工作，建立眼科医疗机构与低视力康复机构的合作、转诊工作机制。

### 三、主要措施

**（一）深入开展眼健康宣传教育与工作。**

1. 动员社会各界广泛开展眼病防治健康教育，根据不同人群和不同眼病特点，通过广播、电视、报纸、网络以及其他新媒体等方式开展宣传教育，普及眼健康知识，增强公众眼病防治意识。

2. 提高白内障、未矫正屈光不正、糖尿病视网膜病变、青光眼、黄斑变性、早产儿视网膜病变等眼病防治和低视力康复知识的知晓度。

3. 会同有关部门充分利用全国爱眼日、世界视觉日、世界青光眼周等健康宣传日开展宣传活动，大力弘扬"大医精诚、救死扶伤"的优良传统，深入报道广大眼科医务人员和基层医疗卫生工作者深入贫困地区为贫困群众解除眼病、重见光明的生动事迹，在全社会营造积极参与眼病防治工作的良好舆论氛围。

**（二）防治导致盲和视觉损伤的主要眼病。**

1. 继续做好白内障患者复明工作，尤其是贫困人口的白内障复明工作。增强白内障复明意识，大力提高白内障手术数量和覆盖率，完善白内障手术质量评价和术后随访制度。

2. 会同相关部门，大力倡导儿童和青少年的科学用眼，推动屈光不正的规范化筛查、诊断与科学矫正，提高验光矫正服务的整体水平。

3. 加大视网膜病变特别是糖尿病视网膜病的防治力度。以分级诊疗制度为基础，探索建立糖尿病视网膜病变早期筛查、诊断、转诊与治疗的有效模式。加强眼科与内分泌科的合作筛查与诊疗。进一步提高糖尿病视网膜病变激光光凝术的规范化水平。

4. 推广应用《早产儿治疗用氧和视网膜病变防治指南》，继续加强对眼科、妇产科、儿科等专业的医务人员开展早产儿视网膜病变防治相关知识培训，提高早产儿视网膜病变筛查、诊断与治疗水平。

5. 巩固消除致盲性沙眼的成果，监测沙眼患病情况，引导群众增强沙眼预防意识，防止沙眼流行复燃。

6. 落实国家基本公共卫生服务中老年人、0~6岁儿童视力检查工作。

7. 加强对眼病防治适宜技术的研究与推广应用,对眼病防治措施开展卫生经济学研究。

8. 推进低视力康复工作。三级综合医院眼科和眼科专科医院应普遍提供低视力门诊服务,有条件的医院要开展低视力康复工作。建立眼科医疗机构与低视力康复机构的合作、转诊工作机制。

**(三)完善眼病防治服务体系。**

1. 建立健全国家、省(区、市)、市和县、乡、村两个眼病防治工作网络,明确各级眼科专科医院、综合医院眼科、设有眼科的妇幼保健机构和基层医疗卫生机构的职责、任务和要求,构建适合我国国情、较为完善的眼科医疗服务网络,提供全面、公平、可及的眼科医疗服务。

2. 鼓励城市三级医院眼科、眼科医院与县级综合医院眼科、基层医疗卫生机构建立协作体,开展形式多样的纵向合作,提升眼科诊疗和眼健康服务整体水平。

3. 以县级公立医院综合改革和三级医院对口帮扶贫困县县医院等工作为契机,大力推动县域眼科医疗服务能力建设,发挥其作为基层眼科医疗服务技术指导中心的作用,提高常见眼病诊治与急诊处理能力,落实眼病分级诊疗。

4．加强基层特别是农村地区眼病防治工作，探索建立基层眼病防治工作模式。将初级眼保健服务纳入初级卫生保健体系。

5．加强眼科医疗机构与疾病预防控制机构或眼病防治机构、低视力康复机构的沟通协作，建立医、防、康复相结合的合作机制。

**（四）加强人员队伍建设，推动可持续发展。**

1．开展眼病防治管理人员和专业技术人员的培训工作。充分发挥继续医学教育作用，加强培训基地建设，组建师资队伍，制定培训大纲、课程体系和效果评价指标体系等，充分发挥培训基地的示范作用，分级分类对眼病防治管理人员和专业技术人员开展培训。

2．充分发挥国家级、省级防盲技术指导组和眼科专业学协会的专业优势，组织开展基层眼科及相关卫生技术人员的培训。

**（五）加强数据收集与信息化建设。**

1．开展眼病防治相关的医疗资源调查和眼病流行病学调查，持续有效监测主要致盲和视觉损伤眼病的患病率、发病率及顺位变化情况，全面评价眼病综合服务能力。

2．不断完善白内障复明手术信息报告系统，进一步加强对白内障复明手术信息报告工作的管理。有条件的省

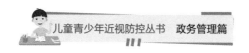

份要加快建立基于电子病历和居民电子健康档案协同的白内障复明手术信息报告工作制度。

3．探索信息化技术在眼病预防、诊断和随访等方面的应用，提高信息化管理水平。充分利用远程医疗信息系统提升基层眼病预防和诊疗水平。

**（六）完善政府主导、多方协作的工作机制。**

1．把眼病防治工作纳入各级政府卫生计生事业发展规划和健康扶贫工作计划，明确任务要求。加强与残联、教育、民政、财政等部门的沟通协调，统筹安排，细化分工，保障各项工作取得实效。

2．加强各级防盲技术指导组的能力建设，开展绩效考核，进一步调动工作积极性，充分发挥专家的技术指导作用和组织协调作用。

3．完善鼓励非政府组织、民营医疗机构、慈善团体、企业和公民个人参与爱眼护眼宣传教育和眼病防治工作的政策措施，引导更多的社会资本投向贫困地区、贫困人口的眼病防治工作。

**四、保障措施**

（一）加强组织领导。各级卫生计生行政部门要高度重视眼病防治工作，与相关部门密切合作，探索建立眼病防治长效工作机制，加大宣传力度，营造有利于工作开展的良好氛围。

（二）推进工作落实。各级卫生计生行政部门要依据本《"十三五"全国眼健康规划》（以下简称《规划》），结合本地区实际，制订本地区的工作规划，形成时间表和路线图，明确分工，落实责任。有条件的地方要开展眼病防治综合示范区，以点带面，推进眼病防治工作。

（三）实施考核评估。国家卫生计生委负责制订《规划》的评估考核方法，对各地实施情况进行督导评估；对实施过程中出现的新问题、新情况进行调整和补充。省级卫生计生行政部门负责制订本地区的评估考核方法，确保各项任务的有效实施。

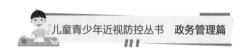

**第五篇**

## 教育部等八部门关于印发《综合防控儿童青少年近视实施方案》的通知

教体艺〔2018〕3 号

各省、自治区、直辖市人民政府,新疆生产建设兵团:

为贯彻落实习近平总书记关于学生近视问题的重要指示批示精神,切实加强新时代儿童青少年近视防控工作,教育部会同国家卫生健康委员会等八部门制定了《综合防控儿童青少年近视实施方案》,经国务院同意,现予以印发,请遵照执行。

教育部　国家卫生健康委员会

国家体育总局　财政部

人力资源和社会保障部　国家市场监督管理总局

国家新闻出版署　国家广播电视总局

2018 年 8 月 30 日

# 综合防控儿童青少年近视实施方案

儿童青少年是祖国的未来和民族的希望。近年来，由于中小学生课内外负担加重，手机、电脑等带电子屏幕产品（以下简称电子产品）的普及，用眼过度、用眼不卫生、缺乏体育锻炼和户外活动等因素，我国儿童青少年近视率居高不下、不断攀升，近视低龄化、重度化日益严重，已成为一个关系国家和民族未来的大问题。防控儿童青少年近视需要政府、学校、医疗卫生机构、家庭、学生等各方面共同努力，需要全社会行动起来，共同呵护好孩子的眼睛。为综合防控儿童青少年近视，经国务院同意，现提出以下实施方案。

## 一、目标

到 2023 年，力争实现全国儿童青少年总体近视率在 2018 年的基础上每年降低 0.5 个百分点以上，近视高发省份每年降低 1 百分点以上。到 2030 年，实现全国儿童青少年新发近视率明显下降，儿童青少年视力健康整体水平显著提升，6 岁儿童近视率控制在 3% 左右，小学生近视率下降到 38% 以下，初中生近视率下降到 60% 以下，高中生近视率下降到 70% 以下，国家学生体质健康标准达标优秀率达 25% 以上。

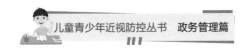

## 二、各相关方面的行动

### （一）家庭

家庭对孩子的成长至关重要。家长应了解科学用眼护眼知识，以身作则，带动和帮助孩子养成良好用眼习惯，尽可能提供良好的居家视觉环境。0～6岁是孩子视觉发育的关键期，家长应当尤其重视孩子早期视力保护与健康，及时预防和控制近视的发生与发展。

增加户外活动和锻炼。让孩子在户外阳光下度过更多时间，能够有效预防和控制近视。要营造良好的家庭体育运动氛围，积极引导孩子进行户外活动或体育锻炼，使其在家时每天接触户外自然光的时间达60分钟以上。已患近视的孩子应进一步增加户外活动时间，延缓近视发展。鼓励支持孩子参加各种形式的体育活动，督促孩子认真完成寒暑假体育作业，使其掌握1～2项体育运动技能，引导孩子养成终身锻炼习惯。

控制电子产品使用。家长陪伴孩子时应尽量减少使用电子产品。有意识地控制孩子特别是学龄前儿童使用电子产品，非学习目的的电子产品使用单次不宜超过15分钟，每天累计不宜超过1小时，使用电子产品学习30～40分钟后，应休息远眺放松10分钟，年龄越小，连续使用电子产品的时间应越短。

减轻课外学习负担。配合学校切实减轻孩子负担，不盲目参加课外培训、跟风报班，应根据孩子兴趣爱好合理选择，避免学校减负、家庭增负。

避免不良用眼行为。引导孩子不在走路时、吃饭时、卧床时、晃动的车厢内、光线暗弱或阳光直射等情况下看书或使用电子产品。监督并随时纠正孩子不良读写姿势，应保持"一尺、一拳、一寸"，即眼睛与书本距离应约为一尺、胸前与课桌距离应约为一拳、握笔的手指与笔尖距离应约为一寸，读写连续用眼时间不宜超过40分钟。

保障睡眠和营养。保障孩子睡眠时间，确保小学生每天睡眠10小时、初中生9小时、高中生8小时。让孩子多吃鱼类、水果、绿色蔬菜等有益于视力健康的营养膳食。

做到早发现早干预。改变"重治轻防"观念，经常关注家庭室内照明状况，注重培养孩子的良好用眼卫生习惯。掌握孩子的眼睛发育和视力健康状况，随时关注孩子视力异常迹象，孩子出现需要坐到教室前排才能看清黑板、看电视时凑近屏幕、抱怨头痛或眼睛疲劳、经常揉眼睛等迹象时，应及时带其到眼科医疗机构检查。遵从医嘱进行科学的干预和近视矫治，尽量在眼科医疗机构验光，避免不正确的矫治方法导致近视程度加重。

（二）学校

减轻学生学业负担。严格依据国家课程方案和课程标

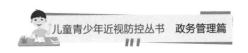

准组织安排教学活动，严格按照"零起点"正常教学，注重提高课堂教学效益，不得随意增减课时、改变难度、调整进度。强化年级组和学科组对作业数量、时间和内容的统筹管理。小学一二年级不布置书面家庭作业，三至六年级书面家庭作业完成时间不得超过 60 分钟，初中不得超过 90 分钟，高中阶段也要合理安排作业时间。寄宿制学校要缩短学生晚上学习时间。科学布置作业，提高作业设计质量，促进学生完成好基础性作业，强化实践性作业，减少机械、重复训练，不得使学生作业演变为家长作业。

加强考试管理。全面推进义务教育学校免试就近入学全覆盖。坚决控制义务教育阶段校内统一考试次数，小学一二年级每学期不得超过 1 次，其他年级每学期不得超过 2 次。严禁以任何形式、方式公布学生考试成绩和排名；严禁以各类竞赛获奖证书、学科竞赛成绩或考级证明等作为招生入学依据；严禁以各种名义组织考试选拔学生。

改善视觉环境。改善教学设施和条件，鼓励采购符合标准的可调节课桌椅和坐姿矫正器，为学生提供符合用眼卫生要求的学习环境，严格按照普通中小学校、中等职业学校建设标准，落实教室、宿舍、图书馆（阅览室）等采光和照明要求，使用利于视力健康的照明设备。加快消除"大班额"现象。学校教室照明卫生标准达标率 100%。根据学生座位视角、教室采光照明状况和学生视力变化情况，每月调整学生座位，每学期对学生课桌椅高度进行个性化调整，使其适应学生生长发育变化。

坚持眼保健操等护眼措施。中小学校要严格组织全体学生每天上下午各做 1 次眼保健操，认真执行眼保健操流程，做眼保健操之前提醒学生注意保持手部清洁卫生。教师要教会学生正确掌握执笔姿势，督促学生读写时坐姿端正，监督并随时纠正学生不良读写姿势，提醒学生遵守"一尺、一拳、一寸"要求。教师发现学生出现看不清黑板、经常揉眼睛等迹象时，要了解其视力情况。

强化户外体育锻炼。强化体育课和课外锻炼，确保中小学生在校时每天 1 小时以上体育活动时间。严格落实国家体育与健康课程标准，确保小学一二年级每周 4 课时，三至六年级和初中阶段每周 3 课时，高中阶段每周 2 课时。中小学校每天安排 30 分钟大课间体育活动。按照动静结合、视近与视远交替的原则，有序组织和督促学生在课间时到室外活动或远眺，防止学生持续疲劳用眼。全面实施寒暑假学生体育家庭作业制度，督促检查学生完成情况。

加强学校卫生与健康教育。依托健康教育相关课程，向学生讲授保护视力的意义和方法，提高其主动保护视力的意识和能力，积极利用学校闭路电视、广播、宣传栏、家长会、家长学校等形式对学生和家长开展科学用眼护眼健康教育，通过学校和学生辐射教育家长。培训培养健康

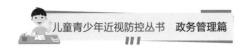

教育教师，开发和拓展健康教育课程资源。支持鼓励学生成立健康教育社团，开展视力健康同伴教育。

科学合理使用电子产品。指导学生科学规范使用电子产品，养成信息化环境下良好的学习和用眼卫生习惯。严禁学生将个人手机、平板电脑等电子产品带入课堂，带入学校的要进行统一保管。学校教育本着按需原则合理使用电子产品，教学和布置作业不依赖电子产品，使用电子产品开展教学时长原则上不超过教学总时长的30%，原则上采用纸质作业。

定期开展视力监测。小学要接收医疗卫生机构转来的儿童青少年视力健康电子档案，确保一人一档，并随学籍变化实时转移。在卫生健康部门指导下，严格落实学生健康体检制度和每学期2次视力监测制度，对视力异常的学生进行提醒教育，为其开具个人运动处方和保健处方，及时告知家长带学生到眼科医疗机构检查。做好学生视力不良检出率、新发率等的报告和统计分析，配合医疗卫生机构开展视力筛查。学校和医疗卫生机构要及时把视力监测和筛查结果记入儿童青少年视力健康电子档案。

加强视力健康管理。建立校领导、班主任、校医（保健教师）、家长代表、学生视力保护委员和志愿者等学生代表为一体的视力健康管理队伍，明确和细化职责。将近视防控知识融入课堂教学、校园文化和学生日常行为规范中。加强医务室（卫生室、校医院、保健室等）力量，按标准配备校医和必要的药械设备及相关监测检查设备。

倡导科学保育保教。严格落实3～6岁儿童学习与发展指南，重视生活和游戏对3～6岁儿童成长的价值，严禁"小学化"教学。要保证儿童每天2小时以上户外活动，寄宿制幼儿园不得少于3小时，其中体育活动时间不少于1小时，结合地区、季节、学龄阶段特点合理调整。为儿童提供营养均衡、有益于视力健康的膳食，促进视力保护。幼儿园教师开展保教工作时要主动控制使用电视、投影等设备的时间。

### （三）医疗卫生机构

建立视力档案。严格落实国家基本公共卫生服务中关于0～6岁儿童眼保健和视力检查工作要求，做到早监测、早发现、早预警、早干预。自2019年起，0～6岁儿童每年眼保健和视力检查覆盖率达90%以上。在检查的基础上，依托现有资源建立、及时更新儿童青少年视力健康电子档案，并随儿童青少年入学实时转移。在学校配合下，认真开展中小学生视力筛查，将眼部健康数据（包括屈光度、眼轴长度、屈光介质参数等）及时更新到视力健康电子档案中，筛查出视力异常或可疑眼病的学生，并提供个性化、针对性强的防控方案。

规范诊断治疗。县级及以上综合医院普遍开展眼科医疗服务，认真落实《近视防治指南》等诊疗规范，不断提高眼健康服务能力。根据儿童青少年视觉症状，进行科学验光及相关检查，明确诊断，按照诊疗规范进行矫治。叮嘱儿童青少年近视患者应遵从医嘱进行随诊，以便及时调整采用适宜的干预和治疗措施。对于儿童青少年高度近视或病理性近视患者，应充分告知疾病的危害，提醒其采取预防措施避免并发症的发生或降低危害。制订跟踪干预措施，检查和矫治情况及时记入儿童青少年视力健康电子档案。积极开展近视防治相关研究，加强防治近视科研成果与技术的应用。充分发挥中医药在儿童青少年近视防治中的作用，制订实施中西医一体化综合治疗方案，推广应用中医药特色技术和方法。

加强健康教育。儿童青少年近视是公共卫生问题，必须从健康教育入手，以公共卫生服务为抓手，发动儿童青少年和家长自主健康行动。针对人们缺乏近视防治知识、对近视危害健康严重性认识不足的问题，发挥健康管理、公共卫生、眼科、视光学、疾病防控、中医药相关领域专家的指导作用，主动进学校、进社区、进家庭，积极宣传推广预防儿童青少年近视的视力健康科普知识。加强营养健康宣传教育，因地制宜开展营养健康指导和服务。

（四）学生

强化健康意识。每个学生都要强化"每个人是自身健康的第一责任人"意识，主动学习掌握科学用眼护眼等健康知识，并向家长宣传。积极关注自身视力状况，自我感觉视力发生明显变化时，及时告知家长和教师，尽早到眼科医疗机构检查和治疗。

养成健康习惯。遵守近视防控的各项要求，认真规范做眼保健操，保持正确读写姿势，积极参加体育锻炼和户外活动，每周参加 3 次以上中等强度体育活动，养成良好生活方式，不熬夜、少吃糖、不挑食，自觉减少电子产品使用。

## （五）有关部门

教育部：加快修订《学校卫生工作条例》和《中小学健康教育指导纲要》等。成立全国中小学和高校健康教育指导委员会，指导地方教育行政部门和学校科学开展儿童青少年近视防控和视力健康管理等学校卫生与健康教育工作，开展儿童青少年近视综合防控试点工作，强化示范引领。进一步健全学校体育卫生发展制度和体系，不断完善学校体育场地设施，加快体育与健康师资队伍建设，聚焦"教"（教会健康知识和运动技能）、"练"（经常性课余训练和常规性体育作业）、"赛"（广泛开展班级、年级和跨校体育竞赛活动）、"养"（养成健康行为和健康生活方式），深化学校体育、健康教育教学改革，积极推进校园体育项目建设。推动地方教育行政部门加强现有中小学卫生保健机构建设，按照标准和要求强化人员和设备配备。鼓励高校特别是医学院校、高等师范院校开设眼视光、健康管理、健康教育相关专业，培养近视防治、视力健康管理专门人才和健康教育教师，积极开展儿童青少年视力健康管理相关研究。会同有关部门开展全国学校校医等专职卫生技术人员配备情况专项督导检查，着力解决专职卫生技术人员数量及相关设备配备不足问题。会同有关部门坚决治理规范校外培训机构，每年对校外培训机构教室采光照明、课桌椅配备、电子产品等达标情况开展全覆盖专项检查。

国家卫生健康委：培养优秀视力健康专业人才，在有条件的社区设立防控站点。加强基层眼科医师、眼保健医生、儿童保健医生培训，提高视力筛查、常见眼病诊治和急诊处置能力。加强视光师培养，确保每个县（市、区）均有合格的视光专业人员提供规范服务，并根据儿童青少年近视情况，选择科学合理的矫正方法。全面加强全国儿童青少年视力健康及其相关危险因素监测网络、数据收集与信息化建设。会同教育部组建全国儿童青少年近视防治和视力健康专家队伍，充分发挥卫生健康、教育、体育等部门和群团组织、社会组织作用，科学指导儿童青少年近视防治和视力健康管理工作。加快修订《中小学生健康体检管理办法》等文件。2019 年年底前，会同有关部门出台相关强制性标准，严格规范儿童青少年的教材、教辅、考试试卷、作业本、报刊及其他印刷品、出版物等的字体、纸张，以及学习用灯具等，使之有利于保护视力。会同相关部门按照采光和照明国家有关标准要求，对学校、托幼机构和校外培训机构教室（教学场所）以"双随机"（随机抽取卫生监督人员，随机抽取学校、托幼机构和校外培训机构）方式进行抽检、记录并公布。

体育总局：增加适合儿童青少年户外活动和体育锻炼的场地设施，持续推动各类公共体育设施向儿童青少年开放。积极引导支持社会力量开展各类儿童青少年体育活动，有针对性地开展各类冬夏令营、训练营和体育赛事等，吸引儿童青少年广泛参加体育运动，动员各级社会体育指导员为广大儿童青少年参与体育锻炼提供指导。

财政部：合理安排投入，积极支持相关部门开展儿童青少年近视综合防控工作。

人力资源和社会保障部：会同教育部、国家卫生健康委完善中小学和高校校医、保健教师和健康教育教师职称评审政策。

市场监督管理总局：严格监管验光配镜行业，不断加强眼视光产品监管和计量监管，整顿配镜行业秩序，加大对眼镜和眼镜片的生产、流通和销售等执法检查力度，规范眼镜片市场，杜绝不合格眼镜片流入市场。加强广告监管，依法查处虚假违法近视防控产品广告。

国家新闻出版署：实施网络游戏总量调控，控制新增网络游戏上网运营数量，探索符合国情的适龄提示制度，采取措施限制未成年人使用时间。

广播电视总局等部门：充分发挥广播电视、报刊、网络、新媒体等作用，利用公益广告等形式，多层次、多角度宣传推广近视防治知识。

防控儿童青少年近视是一项系统工程，各相关部门都要关心、支持、参与儿童青少年视力保护，在全社会营造政府主导、部门配合、专家指导、学校教育、家庭关注的良好氛围，让每个孩子都有一双明亮的眼睛和光明的未来。

### 三、加强考核

各省（区、市）人民政府负责本地区儿童青少年近视防控措施的落实，主要负责同志要亲自抓，国务院授权教育部、国家卫生健康委与各省级人民政府签订全面加强儿童青少年近视防控工作责任书，地方各级人民政府逐级签订责任书。将儿童青少年近视防控工作、总体近视率和体质健康状况纳入政府绩效考核，严禁地方各级人民政府片面以学生考试成绩和学校升学率考核教育行政部门和学校。将视力健康纳入素质教育，将儿童青少年身心健康、课业负担等纳入国家义务教育质量监测评估体系，对儿童青少年体质健康水平连续 3 年下降的地方政府和学校依法依规予以问责。

建立全国儿童青少年近视防控工作评议考核制度，评议考核办法由教育部、国家卫生健康委、体育总局制订，在国家卫生健康委、教育部核实各地 2018 年儿童青少年近视率的基础上，从 2019 年起，每年开展各省（区、市）人民政府儿童青少年近视防控工作评议考核，结果向社会公布。

## 第六篇

# 儿童青少年近视防控健康教育核心信息

## 儿童青少年近视防控健康教育核心信息
### （公众版—2019）

1. 近视是外部平行光线经眼球屈光系统后聚焦在视网膜之前的一种屈光不正。

在调节放松状态时，平行光线经眼球屈光系统后聚焦在视网膜之前，这种屈光状态称为近视。近视以视远不清、视近清为主要特征。发生在儿童青少年中的屈光不正主要为近视。

2. 近视影响儿童青少年身心健康。

近视会导致眼睛视物模糊、干涩、疲劳，注意力不集中、头晕等，影响孩子的正常学习、生活和身心健康。有些专业和工作对视力有严格要求，近视有可能影响升学和择业。近视还会增加视网膜病变等并发症的风险，严重的可导致失明。

3. 坚持充足的白天户外活动。

坚持充足的白天户外活动对于预防近视和防止近视加重有重要意义。教师和家长应引导孩子积极参加体育锻炼，每天使孩子开展 2 小时以上的白天户外活动，寄宿制幼儿园不应少于 3 小时。

4. 保持正确的读写姿势。

不正确的读写姿势会增加发生近视的风险。教师和家长应为孩子提供适合其坐高的桌椅和良好的照明，并经常提醒、督促孩子读书写字坚持"三个一"，即眼睛离书本一尺，胸口离桌沿一拳，握笔的手指离笔尖一寸，读写连续用眼时间不宜超过 40 分钟。教师应指导学生每天认真做眼保健操。

5. 避免不良的读写习惯。

预防近视要避免不良的读写习惯，应做到不在走路时、吃饭时、卧床时、晃动的车厢内、光线暗弱或阳光直射等情况下看书、写字、使用电子产品。

6. 控制使用电子产品的时间。

长时间、近距离、持续盯着手机、电脑和电视等电子产品的屏幕，是近视的诱因之一。学校使用电子产品的教学时长原则上不超过教学总时长的 30%。课余时间使用电子产品学习 30 ~ 40 分钟后，应休息远眺放松 10 分钟。非学习目的使用电子产品单次不宜超过 15 分钟，每天累计不宜超过 1 小时。6 岁以下儿童要尽量避免使用手机和电脑。家长在孩子面前应尽量少使用电子产品。

7. 近视要早发现，早矫正。

看不清黑板上的文字或远处的物体时可能是发生了近

视。定期进行视力检查，有利于早发现、早矫正，防止近视加重。0~6岁是孩子视觉发育的关键期，应当尤其重视孩子早期视力保护与健康。

8. 保证充足的睡眠和合理的营养。

充足的睡眠和合理的营养是保证视力健康的基础。小学生每天睡眠时间要达到10小时，初中生9小时，高中生8小时。儿童青少年应做到营养均衡，不挑食，不偏食，不暴饮暴食，少吃糖，多吃新鲜蔬菜水果。

9. 一旦确诊为近视，应尽早在医生指导下配戴眼镜，并定期复查。

一旦被医生确诊为近视，就应该进行矫正，不然视力有可能进一步下降。配戴眼镜是当前矫正视力的常用方法，但具体采用哪种眼镜，应听从医生的指导。通过配戴眼镜对视力进行矫正后，应坚持戴镜，且应继续保持良好用眼习惯，每半年到医院复查一次。

10. 警惕近视能治愈的虚假宣传。

截至目前，医学上还没有治愈近视的方法，只能通过科学的矫正、改善用眼习惯等避免近视加重。不要相信能治愈近视的宣传和商业营销。不科学的处置可能会导致视力进一步下降，甚至造成眼部感染或外伤等严重后果。

# 儿童青少年近视防控健康教育核心信息

## （儿童青少年版—2019）

1. 近视会导致学习、生活不便，甚至会影响升学和择业。

近视会导致眼睛视物模糊、干涩、疲劳，注意力不集中、头晕等，影响正常学习和生活，还会对升学和择业造成一定限制。近视严重时甚至会导致失明。

2. 坚持充足的白天户外活动。

坚持充足的白天户外活动对于预防近视和防止近视加重有重要意义。儿童青少年应听从家长和老师的安排，保证每天进行 2 小时以上白天户外活动。

3. 要保持正确的读写姿势。

不正确的读写姿势会增加发生近视的风险。读书写字要使用适合自己坐高的桌椅，应有良好的照明，并保持"三个一"的正确姿势，即眼睛离书本一尺，胸口离桌沿一拳，握笔的手指离笔尖一寸，读写连续用眼时间不宜超过 40 分钟。认真做眼保健操。

4. 避免不良的读写习惯。

预防近视要避免不良的读写习惯，应做到不在走路时、吃饭时、卧床时、晃动的车厢内、光线暗弱或阳光直射等情况下看书、写字、使用电子产品。

5．保证充足的睡眠和合理的营养。

充足的睡眠和合理的营养是保证视力健康的基础。儿童青少年应听从家长和老师的作息安排，小学生每天睡眠时间要达到 10 小时，初中生 9 小时，高中生 8 小时。平时应做到营养均衡，不挑食，不偏食，不暴饮暴食，少吃糖，多吃新鲜蔬菜水果。

6．控制使用电子产品的时间。

长时间、近距离、持续盯着手机、电脑和电视等电子产品的屏幕，会给眼睛带来伤害。使用电子产品时，应使眼睛与屏幕保持一定距离，屏幕亮度适中。课余时间使用电子产品学习 30～40 分钟后，应休息远眺放松 10 分钟。非学习目的使用电子产品单次不宜超过 15 分钟，每天累计不宜超过 1 小时。

7．看不清黑板上的文字或远处的物体时可能是发生了近视，应及时告诉老师和家长。

当发现自己看不清黑板上的文字或远处的物体时，可能是发生了近视，应及时告诉老师和家长，并尽快到医院进行视力检测，做到早发现、早诊断、早矫正，防止近视进一步加重。需注意，即使能看清远处的物体，也存在发生单眼近视的可能性。平时可交替闭上一只眼睛进行自测，以便发现单眼近视，及时矫正，避免双眼视力差对眼睛造成更大伤害。

8. 一旦确诊为近视，应尽早在医生指导下配戴眼镜，并定期复查。

一旦被医生确诊为近视，就应该进行矫正，不然视力有可能进一步下降。配戴眼镜是当前矫正视力的常用方法，但具体采用哪种眼镜，应听从医生的指导。通过配戴眼镜对视力进行矫正后，应坚持戴镜，且应继续保持良好的用眼习惯，每半年到医院复查一次。

# 儿童青少年近视防控健康教育核心信息
## （教师和家长版—2019）

1. 近视影响儿童青少年身心健康。

近视会导致眼睛视物模糊、干涩、疲劳，注意力不集中、头晕等，影响孩子的正常学习、生活和身心健康。有些专业和工作对视力有严格要求，近视影响升学和择业。近视还会增加视网膜病变的风险，严重的可导致失明。

2. 保证孩子白天有足够的户外活动时间。

足够的白天户外活动是预防儿童青少年近视的重要措施。教师和家长应密切合作，保证孩子每天进行2小时以上白天户外活动，寄宿制幼儿园不应少于3小时。帮助孩子养成平衡膳食、科学锻炼、充足睡眠等健康的生活方式，有利于孩子的视力健康。

3. 指导孩子养成良好的用眼习惯。

教师和家长可通过课堂讲授、参观示教、面对面辅导和小组活动等方式向孩子传授近视防治知识和技能，提高孩子的爱眼护眼意识，指导孩子养成良好的用眼习惯，避免长时间持续近距离用眼。0～6岁是孩子视觉发育的关键期，应当尤其重视孩子早期视力保护与健康。教师和家长应以身作则，坚持良好的用眼习惯和健康的生活方式，给孩子们做表率。

4. 督促孩子在读写时保持正确的姿势。

教师和家长应为孩子提供适合其坐高的桌椅和良好的照明，并经常提醒、督促孩子读书写字坚持"三个一"，即眼睛离书本一尺，胸口离桌沿一拳，握笔的手指离笔尖一寸，读写连续用眼时间不宜超过40分钟。教师应指导学生每天认真做眼保健操。

5. 控制孩子使用电子产品的时间。

长时间、近距离、持续盯着手机、电脑和电视等电子产品的屏幕，是近视的诱因之一。学校使用电子产品的教学时长原则上不超过教学总时长的30%。课余时间使用电子产品学习30～40分钟，应休息远眺放松10分钟。非学习目的使用电子产品单次不宜超过15分钟，每天累计不宜超过1小时。6岁以下儿童要尽量避免使用手机和电脑。家长在孩子面前应尽量少使用电子产品。

6. 发现孩子视物眯眼、频繁揉眼、上课看黑板上的文字或远处物体不清楚时，要考虑发生近视的可能。

近视的常见表现有看远处物体时眯眼、频繁揉眼、看不清楚黑板上的文字或远处的物体等。一旦孩子出现这种情况，教师和家长应意识到可能是发生了近视，家长应及时带孩子去医院就诊。在卫生健康部门指导下，学校每学期对学生做两次视力监测。

7. 被确诊为近视的孩子应在医生的指导下及时采取配镜等矫正措施。

一旦确诊为近视，就应该积极进行矫正，避免视力进一步下降。配戴眼镜是当前矫正视力的常用方法，但具体配戴何种眼镜，应听从医生的指导。视力矫正后，应继续督促孩子坚持良好用眼习惯，定期进行视力检查，做好视力保护，防止近视加重。

8. 警惕近视能治愈的虚假宣传。

截至目前，医学上还没有治愈近视的方法，只能通过科学的矫正、改善用眼习惯等避免近视加重。不要相信能治愈近视的宣传和商业营销。不科学的处置可能会导致孩子视力进一步下降，甚至造成眼部感染或外伤等严重后果。

# 儿童青少年近视防控健康教育核心信息

## （医疗卫生人员版—2019）

1. 近视是最常见的屈光不正。

在调节放松状态时，平行光线经眼球屈光系统后聚焦在视网膜之前，这种屈光状态称为近视。近视以视远不清、视近清为主要特征。发生在儿童青少年中的屈光不正主要为近视。

2. 近视影响儿童青少年身心健康，是当前我国重大公共卫生问题之一。

近视容易造成视力下降、眼睛干涩疲劳、注意力不集中、头晕等，影响儿童青少年正常学习和生活。近视会引起眼部结构变化，导致近视相关视网膜变性、视网膜裂孔、视网膜脱离、黄斑病变等并发症，造成不可逆的视力损伤，严重的可导致失明。近年来，我国儿童青少年近视率不断升高，近视低龄化、重度化日益严重，已成为影响儿童青少年生长发育和国民健康的重大公共卫生问题之一。

3. 近视的主要危险因素有长时间持续近距离用眼、缺乏日间户外活动、不正确的读写姿势、过度使用电子产品等。

长时间持续近距离用眼、缺乏日间户外活动、不正确的读写姿势、过度使用电子产品等是近视的主要危险因素，养成良好的用眼习惯，坚持充足的日间户外活动，避免长时间持续近距离用眼，控制电子产品使用，是预防近视的有效手段。定期进行视力检查，有利于早发现、早矫正，防止近视加重。0～6岁是孩子视觉发育的关键期，应当尤其重视孩子早期视力保护与健康。

4. 近视主要通过视力检查和验光进行诊断。

在实际工作中发现儿童青少年视力异常，要进行全面的眼科检查，做出正确诊断。用标准对数视力表和电脑验光仪进行视力和屈光度检查是筛查近视的主要方法。常规筛查可以在非散瞳状态下进行验光。近视确诊应在医疗机构进行散瞳验光（睫状肌麻痹）。按屈光程度，近视可分为轻度近视（-3.00D以内）、中度近视（-3.25D～-6.00D）、高度近视（-6.25D～-10.00D）和重度近视（-10.00D以上）。

5. 儿童青少年近视的视力矫正方法主要是配戴眼镜。

配戴框架眼镜和角膜接触镜（隐形眼镜），不仅可以矫正视力，而且还有利于缓解眼睛疲劳。在专科医生的指导下选择正确的方法，可以减缓近视发展。应严格按照国家卫生健康委发布的《近视防治指南》和相关诊疗规范，开展近视的视力矫正。

6. 医疗卫生机构应建立儿童青少年视力档案。

医疗卫生机构，特别是基本公共卫生服务机构，应严

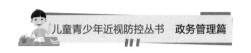

格落实国家关于0~6岁儿童眼保健和视力检查工作的要求，开展眼保健和视力检查，建立并及时更新儿童青少年视力健康电子档案。医疗卫生机构应在学校配合下开展学生视力筛查，为视力异常或可疑眼病者提供个性化、针对性的防控服务。

7. 开展健康教育，普及近视防控知识。

开展近视防控健康教育有利于引导儿童青少年科学用眼，减少近视发生。医务人员应利用门诊、随访等各种机会开展患者健康教育和儿童青少年近视健康教育，主动进学校、进社区、进家庭，宣传近视防控知识，帮助儿童青少年养成良好的用眼习惯，预防近视的发生，并经常提醒儿童青少年及家长做到近视的早发现、早诊断、早矫正。

8. 为学校开展儿童青少年近视防控工作提供技术指导。

医务人员除了按要求完成近视防控诊疗、视力档案和健康教育服务工作外，还应为学校进行视力监测、开展近视防治和视力健康管理、加强健康教育等方面提供技术指导。

国家卫生健康委员会疾病预防控制局

2019 年 3 月 20 日

## 第七篇
# 健康中国行动（2019—2030年）（节选）

## 引言

人民健康是民族昌盛和国家富强的重要标志。党的十八大以来，我国卫生健康事业取得新的显著成绩，医疗卫生服务水平大幅提高，居民主要健康指标总体优于中高收入国家平均水平。随着工业化、城镇化、人口老龄化发展及生态环境、生活行为方式变化，慢性非传染性疾病（以下简称慢性病）已成为居民的主要死亡原因和疾病负担。心脑血管疾病、癌症、慢性呼吸系统疾病、糖尿病等慢性病导致的负担占总疾病负担的70%以上，成为制约健康预期寿命提高的重要因素。同时，肝炎、结核病、艾滋病等重大传染病防控形势仍然严峻，精神卫生、职业健康、地方病等问题不容忽视，重大安全生产事故和交通事故时有发生。党的十九大作出了实施健康中国战略的重大决策部署，充分体现了对维护人民健康的坚定决心。为积极应对当前突出健康问题，必须关口前移，采取有效干预措施，努力使群众不生病、少生病，提高生活质量，延长健康寿命。这是以较低成本取得较高健康绩效的有效策略，是解决当前健康问题的现实途径，是落实健康中国战略的重要举措。为此，特制定《健康中国行动（2019—2030年）》（以下简称《健康中国行动》）。

## 一、总体要求

### （一）指导思想。

以习近平新时代中国特色社会主义思想为指导，全面贯彻党的十九大和十九届二中、三中全会精神，认真落实党中央、国务院决策部署，坚持以人民为中心的发展思想，牢固树立"大卫生、大健康"理念，坚持预防为主、防治结合的原则，以基层为重点，以改革创新为动力，中西医并重，把健康融入所有政策，针对重大疾病和一些突出问题，聚焦重点人群，实施一批重大行动，政府、社会、个人协同推进，建立健全健康教育体系，引导群众建立正确健康观，形成有利于健康的生活方式、生态环境和社会环境，促进以治病为中心向以健康为中心转变，提高人民健康水平。

### （二）基本路径。

——普及健康知识。把提升健康素养作为增进全民健康的前提，根据不同人群特点有针对性地加强健康教育与促进，让健康知识、行为和技能成为全民普遍具备的素质和能力，实现健康素养人人有。

——参与健康行动。倡导每个人是自己健康第一责任人的理念，激发居民热爱健康、追求健康的热情，养成符合自身和家庭特点的健康生活方式，合理膳食、科学运动、戒烟限酒、心理平衡，实现健康生活少生病。

——提供健康服务。推动健康服务供给侧结构性改革，完善防治策略、制度安排和保障政策，加强医疗保障政策与公共卫生政策衔接，提供系统连续的预防、治疗、康复、健康促进一体化服务，提升健康服务的公平性、可及性、有效性，实现早诊早治早康复。

——延长健康寿命。强化跨部门协作，鼓励和引导单位、社区、家庭、居民个人行动起来，对主要健康问题及影响因素采取有效干预，形成政府积极主导、社会广泛参与、个人自主自律的良好局面，持续提高健康预期寿命。

（三）**总体目标。**

到 2022 年，覆盖经济社会各相关领域的健康促进政策体系基本建立，全民健康素养水平稳步提高，健康生活方式加快推广，心脑血管疾病、癌症、慢性呼吸系统疾病、糖尿病等重大慢性病发病率上升趋势得到遏制，重点传染病、严重精神障碍、地方病、职业病得到有效防控，致残和死亡风险逐步降低，重点人群健康状况显著改善。

到 2030 年，全民健康素养水平大幅提升，健康生活方式基本普及，居民主要健康影响因素得到有效控制，因

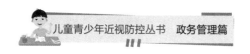

重大慢性病导致的过早死亡率明显降低，人均健康预期寿命得到较大提高，居民主要健康指标水平进入高收入国家行列，健康公平基本实现，实现《"健康中国2030"规划纲要》有关目标。

**二、重大行动——第八条"中小学健康促进行动"。**

中小学生处于成长发育的关键阶段。加强中小学健康促进，增强青少年体质，是促进中小学生健康成长和全面发展的需要。根据2014年中国学生体质与健康调研结果，我国7～18岁城市男生和女生的肥胖检出率分别为11.1%和5.8%，农村男生和女生的肥胖检出率分别为7.7%和4.5%。2018年全国儿童青少年总体近视率为53.6%。其中，6岁儿童为14.5%，小学生为36.0%，初中生为71.6%，高中生为81.0%。中小学生肥胖、近视等健康问题突出。

此外，随着成长发育，中小学生自我意识逐渐增强，认知、情感、意志、个性发展逐渐成熟，人生观、世界观、价值观逐渐形成。因此，在此期间有效保护、积极促进其身心健康成长意义重大。

行动目标：

到2022年和2030年，国家学生体质健康标准达标优良率分别达到50%及以上和60%及以上；全国儿童青少年总体近视率力争每年降低 0.5 个百分点以上和新发近视率明显下降；小学生近视率下降到 38% 以下；符合要求的中小学体育与健康课程开课率达到 100%；中小学生每天校内体育活动时间不少于 1 小时；学校眼保健操普及率达到 100%；寄宿制中小学校或 600 名学生以上的非寄宿制中小学校配备专职卫生专业技术人员、600 名学生以下的非寄宿制中小学校配备专兼职保健教师或卫生专业技术人员的比例分别达到 70% 及以上和 90% 及以上；未配齐卫生专业技术人员的学校应由当地政府统一建立基层医疗卫生机构包片制度，实现中小学校全覆盖；配备专兼职心理健康工作人员的中小学校比例分别达到 80% 以上和 90% 以上；将学生体质健康情况纳入对学校绩效考核，与学校负责人奖惩挂钩，将高中体育科目纳入高中学业水平测试或高考综合评价体系；鼓励高校探索在特殊类型招生中增设体育科目测试。

提倡中小学生每天在校外接触自然光时间 1 小时以上；小学生、初中生、高中生每天睡眠时间分别不少于 10、9、8 个小时；中小学生非学习目的使用电子屏幕产品单次不宜超过 15 分钟，每天累计不宜超过 1 小时；学校鼓励引导学生达到《国家学生体质健康标准》良好及以上水平。

——个人：

1. 科学运动。保证充足的体育活动，减少久坐和视屏（观看电视，使用电脑、手机等）时间。课间休息，要离开座位适量活动。每天累计至少 1 小时中等强度及以上的运动，培养终身运动的习惯。

2. 注意用眼卫生。主动学习掌握科学用眼护眼等健康知识，养成健康用眼习惯。保持正确读写姿势。握笔的指尖离笔尖一寸、胸部离桌子一拳，书本离眼一尺，保持读写坐姿端正。读写要在采光良好、照明充足的环境中进行。白天学习时，充分利用自然光线照明，避免光线直射在桌面上。晚上学习时，同时打开台灯和房间大灯。读写连续用眼时间不宜超过 40 分钟。自觉减少电子屏幕产品使用。避免不良用眼行为，不在走路、吃饭、躺卧时，晃动的车厢内，光线暗弱或阳光直射下看书或使用电子屏幕产品。自我感觉视力发生明显变化时，及时告知家长和教师，尽早到眼科医疗机构检查和治疗。

3. 保持健康体重。学会选择食物和合理搭配食物的生活技能。每天吃早餐，合理选择零食，在两餐之间可选择适量水果、坚果或酸奶等食物作为零食。足量饮水，首选白开水，少喝或不喝含糖饮料。自我监测身高、体重等生长发育指标，及早发现、科学判断是否出现超重、肥胖等健康问题。

4. 了解传染病防控知识，增强体质，预防传染病，特别是预防常见呼吸道传染病。

5. 掌握科学的应对方法，促进心理健康。保持积极向上的健康心理状态，积极参加文体活动和社会实践。了解不良情绪对健康的影响，掌握调控情绪的基本方法。正确认识心理问题，学会积极暗示，适当宣泄，可以通过深呼吸或找朋友倾诉、写日记、画画、踢球等方式，将心中郁积的不良情绪如痛苦、委屈、愤怒等发泄出去，可向父母、老师、朋友等寻求帮助，还可主动接受心理辅导（心理咨询与治疗等）。

6. 合理、安全使用网络，增强对互联网信息的辨别力，主动控制上网时间，抵制网络成瘾。

7. 保证充足的睡眠，不熬夜。科学用耳、注意保护听力。早晚刷牙、饭后漱口，采用正确的刷牙方法，每次刷牙不少于2分钟。发生龋齿及时提醒家长陪同就医。不吸烟，拒吸二手烟，帮助家长戒烟。增强自身安全防范意识，掌握伤害防范的知识与技能，预防交通伤害、校园暴力伤害、溺水、性骚扰性侵害等。远离不安全性行为。不以任何理由尝试毒品。

——家庭：

1. 通过亲子读书、参与讲座等多种方式给予孩子健康知识，以身作则，带动和帮助孩子形成良好健康行为，合理饮食，规律作息，每天锻炼。

2. 注重教养方式方法，既不溺爱孩子，也不粗暴对待孩子。做孩子的倾听者，帮助孩子正确面对问题、处理问题，关注孩子的心理健康。

3. 保障孩子睡眠时间，确保小学生每天睡眠 10 个小时、初中生 9 个小时、高中生 8 个小时，减少孩子近距离用眼和看电子屏幕时间。

4. 营造良好的家庭体育运动氛围，积极引导孩子进行户外活动或体育锻炼，确保孩子每天在校外接触自然光的时间达到 1 小时以上。鼓励支持孩子参加校外多种形式的体育活动，督促孩子认真完成寒暑假体育作业，使其掌握 1~2 项体育运动技能，引导孩子养成终身锻炼习惯。

5. 建议家长陪伴孩子时尽量减少使用电子屏幕产品。有意识地控制孩子特别是学龄前儿童使用电子屏幕产品，非学习目的的电子屏幕产品使用单次不宜超过 15 分钟，每天累计不宜超过 1 小时，使用电子屏幕产品学习 30~40 分钟后，建议休息远眺放松 10 分钟，年龄越小，连续使用电子屏幕产品的时间应越短。

6. 切实减轻孩子家庭和校外学业负担，不要盲目参加课外培训、跟风报班，建议根据孩子兴趣爱好合理选择。

7. 保障营养质量。鼓励孩子不挑食、不偏食，根据孩子身体发育情况均衡膳食，避免高糖、高盐、高油等食品的摄入。

8. 随时关注孩子健康状况，发现孩子出现疾病早期征象时，及时咨询专业人员或带其到医疗机构检查。

——学校：

1. 严格依据国家课程方案和课程标准组织安排教学活动，小学一二年级不布置书面家庭作业，三至六年级书面家庭作业完成时间不得超过 60 分钟，初中不得超过 90 分钟，高中阶段也要合理安排作业时间。

2. 全面推进义务教育学校免试就近入学全覆盖。坚决控制义务教育阶段校内统一考试次数，小学一二年级每学期不得超过 1 次，其他年级每学期不得超过 2 次。

3. 改善教学设施和条件，为学生提供符合健康要求的学习环境。加快消除"大班额"现象。每月调整学生座位，每学期对学生课桌椅高度进行个性化调整，使其适应学生生长发育变化。

4. 中小学校要严格组织全体学生每天上下午各做 1 次眼保健操。教师要教会学生掌握正确的执笔姿势，督促学生读写时坐姿端正，监督并随时纠正学生不良读写姿势。教师发现学生出现看不清黑板、经常揉眼睛等迹象时，要了解其视力情况。

5. 强化体育课和课外锻炼，确保中小学生在校时每天 1 小时以上体育活动时间。严格落实国家体育与健康课

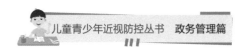

程标准，确保小学一二年级每周 4 课时，三至六年级和初中每周 3 课时，高中阶段每周 2 课时。中小学校每天安排 30 分钟大课间体育活动。有序组织和督促学生在课间时到室外活动或远眺，防止学生持续疲劳用眼。

6. 根据学校教育的不同阶段，设置相应的体育与健康教育课程，向学生教授健康行为与生活方式、疾病防控、心理健康、生长发育与青春期保健、安全应急与避险等知识，提高学生健康素养，积极利用多种形式对学生和家长开展健康教育。培训培养健康教育教师，开发和拓展健康教育课程资源。

7. 指导学生科学规范使用电子屏幕产品，养成信息化环境下良好的学习和用眼卫生习惯。严禁学生将个人手机、平板电脑等电子屏幕产品带入课堂，带入学校的要进行统一保管。使用电子屏幕产品开展教学时长原则上不超过教学总时长的 30%，原则上采用纸质作业。

8. 加强医务室（卫生室、校医院、保健室等）力量，按标准配备校医和必要的设备。加强中小学校重点传染病防治知识宣传和防控工作，严格落实学校入学体检和因病缺勤病因追查及登记制度，减少学校流行性感冒、结核病等传染病聚集性疫情发生。严格落实学生健康体检制度，提醒身体健康状况有问题的学生到医疗机构检查。加强对学生营养管理和营养指导，开展针对学生的营养健康教育，中小学校食堂禁止提供高糖食品，校园内限制销售含糖饮料并避免售卖高盐、高糖及高脂食品，培养健康的饮食行为习惯。

9.中小学校配备专兼职心理健康工作人员。关心留守儿童、流动儿童心理健康，为学生提供及时的心理干预。

——政府：

1.研究修订《学校卫生工作条例》和《中小学健康教育指导纲要》等，制定《学校食品安全和营养健康管理规定》等，进一步健全学校体育卫生发展制度和体系。制定健康学校标准，开展健康学校建设。深化学校体育、健康教育教学改革，全国中小学普遍开设体育与健康教育课程。根据学生的成长规律和特点，分阶段确定健康教育内容并纳入评价范围，做到教学计划、教学材料、课时、师资"四到位"，逐步覆盖所有学生（教育部牵头，卫生健康委等按职责分工负责）。

2.加强现有中小学卫生保健机构建设，按照标准和要求强化人员和设备配备。保障师生在校用餐食品安全和营养健康，加强义务教育学校食堂建设。坚决治理规范校外培训机构，每年对校外培训机构教室采光照明、课桌椅配备、电子屏幕产品等达标情况开展全覆盖专项检查（教育部牵头，卫生健康委按职责负责）。

3.全面加强全国儿童青少年视力健康及其相关危险

因素监测网络、数据收集与信息化建设。组建全国儿童青少年近视防治和视力健康专家队伍，科学指导儿童青少年近视防治和视力健康管理工作。按照采光和照明国家有关标准要求，对学校、托幼机构和校外培训机构教室（教学场所）以"双随机"方式进行抽检、记录并公布。建立基层医疗卫生机构包片联系中小学校制度（卫生健康委牵头，教育部按职责负责）。

4. 积极引导支持社会力量开展各类儿童青少年体育活动，有针对性地开展各类冬（夏）令营、训练营和体育赛事等，吸引儿童青少年广泛参加体育运动（发展改革委、教育部、体育总局、共青团中央按职责分工负责）。

5. 实施网络游戏总量调控，控制新增网络游戏上网运营数量，鼓励研发传播集知识性、教育性、原创性、技能性、趣味性于一体的优秀网络游戏作品，探索符合国情的适龄提示制度，采取措施限制未成年人使用时间（中央网信办、工业和信息化部、国家新闻出版署按职责分工负责）。

6. 完善学生健康体检制度和学生体质健康监测制度。把学校体育工作和学生体质健康状况纳入对地方政府、教育行政部门和学校的考核评价体系，与学校负责人奖惩挂钩。把学生健康知识、急救知识，特别是心肺复苏纳入考试内容，把健康知识、急救知识的掌握程度和体质健康测试情况作为学校学生评优评先、毕业考核和升学的重要指标，将高中体育科目纳入高中学业水平测试或高考综合评价体系，鼓励高校探索在特殊类型招生中增设体育科目测试（教育部牵头，卫生健康委按职责负责）。

健康中国行动推进委员会

2019 年 7 月 9 日

## 第八篇

## 国家卫生健康委全力推进儿童青少年近视防控工作不懈怠，一以贯之促进儿童青少年健康发展

　　党中央、国务院高度重视儿童青少年近视防控工作，习近平总书记从国家和民族未来的高度出发对儿童青少年视力健康问题作出重要指示。为深入贯彻落实习近平总书记关于儿童青少年近视问题的重要指示精神，推动八部门《综合防控儿童青少年近视实施方案》，国家卫生健康委高度重视，深入学习贯彻习近平新时代中国特色社会主义思想，实施健康中国战略，启动实施健康中国行动，把儿童青少年近视防控作为工作的重中之重，强化责任担当，扎实履职尽责，坚决打好近视防控攻坚战。在实际工作中筑牢"四个意识"、增强"四个自信"、做到"两个维护"。一年来，通过各方共同努力，儿童青少年近视防控取得积极进展。

　　一是建立健全防控工作责任制。在部门分工基础上，制定了国家卫生健康委委内司局分工方案，细化实化职责任务，召开全国卫生健康系统学校卫生工作会议，着力推进任务落实。2019 年 4 月 3 日，教育部、国家卫生健康

委联合召开全国综合防控儿童青少年近视暨推进学校卫生与健康教育工作视频会议，国家卫生健康委马晓伟主任、教育部陈宝生部长出席会议并讲话，推进各地落实责任制，全面推进儿童青少年近视防控等学校卫生工作。

二是建立了近视防控评议考核制度。各省（区、市）人民政府负责本地区儿童青少年近视防控措施的落实，主要负责同志亲自抓，教育部、国家卫生健康委与各省级人民政府签订《全面加强儿童青少年近视综合防控工作责任书》，地方各级政府逐级签订责任书。从2019年起，每年开展各省（区、市）人民政府儿童青少年近视防控工作评议考核，考核结果向社会公布。

三是全面摸清全国儿童青少年近视率底数。2018年10月至12月，国家卫生健康委会同教育部、财政部组织开展了2018年全国儿童青少年近视调查工作，摸清近视率底数，共覆盖全国1 033所幼儿园和3 810所中小学校，总筛查人数111.74万。本次调查是我国近年来覆盖范围最广、学段分层最全、调查人数最多的一次学生近视调查，基本摸清了我国各年龄段学生近视发生状况，为准确把握近视防控形势、针对性开展综合防控工作奠定了重要基础。2019年继续实施中央转移支付项目全国学生常见病及健康危害因素监测，覆盖所有地市，持续掌握各省儿童青少年的近视发生率和变化情况，作为评议考核地方政

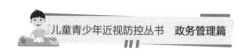

府落实儿童青少年近视防控工作的基础和依据。

四是规范儿童青少年屈光不正的诊断和治疗。发布了《近视防治指南》《弱视诊治指南》和《斜视诊治指南》，为科学规范地预防和矫正近视提供了技术标准。成立了国家卫生健康委儿童青少年近视防治专家指导组，强化对各级医疗卫生机构近视防治的专业培训和技术指导，提高近视防治服务能力。

五是加强儿童青少年近视相关监督检查。印发了《关于开展 2019 年托幼机构、校外培训机构、学校采光照明"双随机"抽检工作的通知》，加大近视相关教学环境监督抽检力度。针对儿童近视矫正市场不规范等突出问题，会同市场监管总局等 6 部门印发了《关于进一步规范儿童青少年近视矫正工作切实加强监管的通知》，规范近视矫正工作。

六是做好 0～6 岁儿童眼保健和视力检查工作。印发《关于做好 0～6 岁儿童眼保健和视力检查有关工作的通知》，组织召开全国工作会议，举办了三期培训班，推动各地落实国家基本公共卫生服务中 0～6 岁儿童眼保健和视力检查工作，确保 2019 年起 0～6 岁儿童每年眼保健和视力检查覆盖率达 90% 以上。推动逐步建立电子档案，并随儿童青少年入学实时转移、动态管理。

七是推进全社会共同行动。制定《儿童青少年近视防控宣传工作方案》，加强社会动员和科普宣传。全国"爱眼日"已连续四年聚焦儿童青少年近视防控，关爱孩子眼健康。举办全国首届儿童青少年近视防控高峰论坛，聘任鞠萍、邓亚萍、陈一冰、刘婧为儿童青少年近视防控宣传大使，带动全社会同防同控。开发近视防控核心信息和宣传教育工具，组建科普小分队，宣传科学防控近视的知识，营造良好的社会氛围。

八是开展试点示范工作。在《学生健康报》开展"学生健康来了"专栏，每周刊登一版专刊，报道各地先进做法和经验。总结北京、上海、山东、贵州、武汉等地儿童青少年近视防控经验，推动建立"政府主导、社会参与、医教结合、医防融合"工作机制，推广儿童青少年近视监测、筛查、诊断、治疗全过程规范化管理模式。

九是加快近视防控相关强制性标准制修订。凝练近视防治科技创新需求，开展近视防治相关研究，加强近视防治科研成果与技术的应用。起草制订《中小学生屈光不正筛查规范》，推动组织编制视力保护相关国家标准，组织开展标准宣传贯彻和培训，保护儿童青少年用眼健康。

十是切实加强基层学校卫生服务能力建设。指导督促地方落实保障政策和措施，要求疾病预防控制机构未设立学校卫生科所的地区，2019年底前要把省级专业机

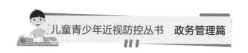

构建立起来，纳入全国疾控工作评估考核内容。配合教育部门，研究配齐配强校医的政策措施，共同推动校医室建设，增强学校卫生健康工作能力。

下一步，国家卫生健康委将紧密结合正在深入开展的"不忘初心，牢记使命"主题教育，抓好贯彻落实，全面推进儿童青少年近视防控工作取得实效。

一是狠抓责任落实。充分用好评议考核制度和责任书，坚持问题导向，对标对表，层层压实责任，确保各项工作有序推进。二是实施好 2019 年学生近视和健康影响因素专项监测。强化近视筛查和早期发现，建立并及时更新视力健康电子档案。三是更加有针对性地开展近视干预工作，以高发地区和低年龄段学生为重点，以增加日间户外活动、科学使用电子产品、合理安排学业任务等为主要措施，指导学校和家长对学生实施有针对性的近视综合干预。四是进一步加强和规范近视医疗服务，提高近视诊治以及规范配镜和后期随访诊疗能力。严厉打击虚假宣传，规范近视防治市场行为。五是继续加强宣传教育，组织开展全方位的社会动员，把各方社会责任动员起来、落实下去。

防控儿童青少年近视是一项系统工程，既需要政府和部门下更大的决心、做更扎实的工作，也需要家长、学生、社会等各方面携手共同努力、共同行动，坚决遏制儿童青少年近视高发势头，为推进健康中国建设，实现"两个一百年"目标和中华民族伟大复兴的中国梦而努力奋斗。

国家卫生健康委员会疾病预防控制局

2019 年 8 月 30 日

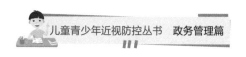

第九篇

# 综合防控儿童青少年近视取得阶段性进展和初步成效

　　为认真贯彻落实习近平总书记关于我国学生近视问题的重要指示，经国务院同意，2018年8月30日，教育部等八部门联合印发了《综合防控儿童青少年近视实施方案》（以下简称《实施方案》）。一年多来，全国教育系统深入贯彻落实党中央、国务院部署，积极推进儿童青少年近视防控，取得重要阶段性进展和初步成效，实现了精彩开局。

## 一、主要进展与初步成效

　　（一）建立了组织领导体系，细化了任务分工。牵头召开贯彻落实《实施方案》座谈会，联合卫生健康委召开全国综合防控儿童青少年近视视频会议，强化部署推进。印发《实施方案》部门分工方案和内部分工方案。2019年9月27日，教育部牵头召开全国综合防控儿童青少年近视工作联席会议机制第一次会议，总结一年多来相关部门和各地贯彻落实《实施方案》进展和成效，部署下一阶段工作。指导各省（区、市）和新疆生产建设兵团出台了近视防控方案。黑龙江、江西、山西等 3 省人民政府办公厅印发方案，浙江、新疆、北京、山东等地联合发文部门增加科技、医保、共青团、妇联等单位。江西省成立分管副省长任组长的近视防控工作领导小组。山东省出台《学生体质健康促进条例》，为近视防控提供法律保障。

（二）签订了责任书，压实了主体责任。教育部、卫生健康委与各省（区、市）人民政府和新疆生产建设兵团签订了近视防控责任书，明确职责任务。宁夏、天津等地教育和卫生健康部门与辖区市（区）人民政府签订近视防控责任书，宁夏各市与辖区县（市、区）人民政府签订责任书。

（三）摸清了近视底数，明确了防控目标。将学生视力健康状况抽查纳入《国家学生体质健康标准》年度测试抽查复核项目，会同卫生健康委联合核定 2018 年各地近视率，明确各省份近视率每年下降 0.5% 或 1% 的目标。经核定，2018 年全国儿童青少年总体近视率为 53.6%（6 岁儿童、小学生、初中生、高中生近视率分别为 14.5%、36.0%、71.6%、81.0%），15 个省份近视率高于全国平均水平，24 个省份近视率超过 50%。江苏省建立中小学生和 6 岁幼儿视力健康档案，2019 年完成 100 万名 6 岁儿童建档。浙江省温州市、杭州市上城区普查学生视力，建立大数据。湖北、辽宁、河北等地开发视力健康管理系

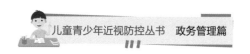

统，制定分级预警标准，开展监测预警，学生视力健康档案随入学、升转学实时转移。

（四）落实了减负措施，规范了电子产品使用。教育部等九部门印发中小学生减负措施"三十条"，从源头落实近视防控。落实《幼儿园教育指导纲要》《3～6岁儿童学习与发展指南》，开展幼儿园"小学化"专项治理，以游戏促使幼儿快乐成长。改革高中育人方式，减轻过重课业负担。推动学校科学规范指导学生使用信息技术产品，控制使用时长。新疆维吾尔自治区印发中小学生减负方案，开展减负督查和幼儿园"小学化"治理。四川、黑龙江等地落实中小学生减负措施，控制家庭作业量、考试次数，减少教学电子产品使用，增加学生户外运动和睡眠休息时间。

（五）深化了教学改革，强化了体育锻炼。落实习近平总书记在全国教育大会上的重要讲话强调的学校体育"享受乐趣、增强体质、健全人格、锤炼意志"新目标、新定位、新价值，研制全面加强和改进新时代学校体育美育工作专门文件，明确总体要求、指导思想、基本原则、重点任务、保障措施。深化学校体育教学改革，落实国家体育与健康课程标准和课时。推动地方和学校落实学生每天1小时校内体育活动，引导学生每天放学后进行1～2小时户外活动。上海市小学一至三年级每周增加1节体育课、每天上1节体育课，四至五年级每周落实4节体育课。天津市小学课间休息由10分钟增加到15分钟，中小学校每天上下午各安排30分钟大课间活动。安徽省实施学生体育家庭作业制度。西藏自治区开齐开足体育与健康课，中小学生每天上下午各做1次眼保健操，落实阳光体育1小时和校园足球特色学校每周1节足球课，开展锅庄舞等特色课间操。新疆生产建设兵团、黑龙江、吉林、辽宁等地大力发展冰雪运动，举办速度滑冰、滑雪等赛事。

（六）带动了家长参与，发挥了家庭作用。重庆、四川等地发出致家长的一封信、倡议书，号召家长一起行动，共同呵护好孩子的眼睛。河北省督促学校向家长宣讲近视防控措施和预防知识，促进家长参与。上海、广东等地编制学生家庭学习照明环境指导手册、用眼监督手册，引导家长掌握科学照明理念和方法、创造良好家庭学习照明环境，指导家长督促学生养成良好用眼习惯。新疆落实学生健康体检和每学期2次视力监测制度。

（七）深化了宣传教育，传播了健康知识。组建了85名专家组成的全国近视防控专家宣讲团，研制了宣讲大纲，举行了集体备课，开展了300多场次宣讲，覆盖学生和家长2 000万人次。持续开展"师生健康中国健康"主题健康教育和全国"爱眼日"活动，通过报纸、专题网页、公益广告、短视频、动漫、微课等载体和形式加强宣传教育，通过网络、自媒体等平台集中宣传推介各地近视防控经验。宁夏回族自治区组织残疾学生讲述失明感受，开展爱眼护眼体验教学。江西省组织医疗机构进校义诊，开展盲人体验、眼球模型拆解、视力表认知、趣味视觉图等活动增强互动。山东省举办近视防控大讲堂，2 000 万中小学生、家长、教师通过电视和网络收看。广东省及21 个地市同步启动"爱护眼睛健康成长"预防近视主题宣传。湖北、广东、重庆、上海等地编制近视防控读本、案例和课件。内蒙古、山东、重庆、四川、福建、新疆等地通过电视和网络播发近视防控政策解读动漫、公益广告和专题讲座。广西举办"爱眼日"主题班会 10 083 场。

（八）加强了队伍建设，提供了智力支撑。培养 1 000余名"种子"教师，辐射带动 3 万多名教师和校医。30所高校增设眼视光医学等学科和专业。69 所高职院校设置眼视光技术专业点，招生 4 800 余人。设立 40 余项青少年视力健康研究课题。加强眼科学等国家重点实验室建设，认定首批省部共建眼视光行业产业协同创新中心。

（九）加大了财政投入，保障了工作经费。2019 年新增全国近视防控工作专项经费 1 680 万元。吉林省投入1 380 万元，为学校配备视力检测装备。甘肃省、内蒙古自治区分别投入 500 万元、290 万元经费支持近视防控工作，湖北省将学生体检费用与卫生健康部门公共卫生服务项目经费捆绑。江苏、安徽、海南、河北、上海等地落实教室视觉环境达标要求，更换教室照明灯具，改善照明条件，配备可升降课桌椅，纳入卫生监督。

（十）启动了改革试验，探索了方法路径。强化示范引领，认定 113 个地级市和县（市、区）为近视防控改革试验区和试点县（市、区）。河北省石家庄市加强近视防控改革试验区建设，实施学校视觉环境达标等"七大工程"。四川省成都市选聘健康副校长，建设健康教室，推进改革试验，金牛区开展"国球护眼球"项目试验。福建省泉州市晋江市为全市中小学生免费体检，建立视觉发育档案。吉林省长春市建立近视防控小屋。福建省南平市邵武市与所辖全部学校签订近视防控责任书。上海市在 8 个区 24 所小学探索学生户外活动时间每天增至 2 小时干预试验，近视发生率下降近 30%。

（十一）明确了考核细则，完善了评价导向。教育部牵头、九部门建立全国综合防控儿童青少年近视工作联席会议机制，加强统筹协调、综合管理和督促检查。以签订的近视防控责任书主体内容为依据，研制《全国综合防控儿童青少年近视工作评议考核办法》，明确 2019 年和今后开展近视防控工作评议考核细则和要点。把近视率、教室照明卫生标准化建设等作为认定全国义务教育发展基本均衡和优质均衡县重要内容。将视力作为全国学生体质健康调研与监测重点项目。上海、湖北等地将近视防控、总体近视率等纳入政府绩效考核，问责儿童青少年体质健康水平连续三年持续下降的市县，通报未实现近视防控目标或排在末位的市县。甘肃、福建等地将维护视力健康作为教师职责，纳入学校、班主任考核。山西省长治市将中考体育分值增加到 70 分，把裸眼视力、体重等身体素质作为综合素质评价主要指标。

**二、下一步重点安排**

当前，还面临着部分地方政府和学校重视程度不够、近视矫治市场和产品亟待规范、宣传教育有待精准落细落小、借鉴国际有益经验需要加强等突出矛盾和问题。下一步，计划重点推进四项工作。

（一）用好"指挥棒"，落实评议考核。印发近视防控评议考核办法，抓住省级人民政府"关键主体"和领导干部"关键少数"，组织实施首次全国近视防控工作评议考核，带动各级人民政府逐级抓好落实。

（二）打好"组合拳"，发挥好联席会议机制作用。推动近视防控联席会议成员单位突出问题导向，协调行动。推动市场监管、卫生健康等部门加强市场监管，驱逐近视矫正不良产品和机构，保障人民群众权益。推动科技、医保、共青团、妇联等部门加入联席会议机制，发挥职能优势。

（三）建好"宣传队"，精准实施宣传教育。充分发挥各级近视防控专家宣讲团作用，分众化、精细化宣讲，传播好健康知识，提高学生、家长和全社会用眼护眼意识和能力。

（四）抓好"主阵地"，凝聚各方力量和智慧。切实凝聚政府、校长、老师、学生、家长、医疗卫生机构的力量和智慧，抓住学校这个近视防控"主阵地"，持续防控。研究借鉴近视防控国际经验和有效管用方法手段。

教育部体育卫生与艺术教育司

2019 年 11 月 5 日

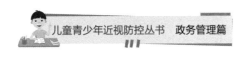

**第十篇**

## 国家卫生健康委办公厅关于印发儿童青少年近视防控适宜技术指南的通知

国卫办疾控函〔2019〕780号

各省、自治区、直辖市及新疆生产建设兵团卫生健康委：

为进一步推动《综合防控儿童青少年近视实施方案》落实，指导各地科学开展儿童青少年近视防控工作，我委组织制定了《儿童青少年近视防控适宜技术指南》。现印发给你们，请参照执行。

国家卫生健康委办公厅

2019年10月14日

（信息公开形式：主动公开）

### 儿童青少年近视防控适宜技术指南

我国儿童青少年近视呈高发和低龄化趋势，严重影响儿童青少年的身心健康，已成为全社会关注的焦点。为积极贯彻落实习近平总书记对儿童青少年近视问题的重要指示精神，进一步推动落实《综合防控儿童青少年近视实施方案》，指导科学规范开展防控工作，提高防控技术能力，特制定《儿童青少年近视防控适宜技术指南》（以下简称《指南》）。

## 一、适用范围

《指南》适用于儿童青少年近视防控工作的开展，目标读者为省、市、县各级儿童青少年近视防控技术人员。

## 二、近视防控基本知识

### （一）名词术语。

1. 视力：又称视锐度，指眼睛识别物象的能力，分为中心视力与周边视力（即视野），前者系指眼底黄斑区中心凹的视锐度，后者系指黄斑区注视点以外的视力。一般所谓视力均系指中心视力而言。识别远方物象的能力称远视力，识别近处物象的能力称近视力。

2. 裸眼视力：又称未矫正视力，指未经任何光学镜片矫正所测得的视力，包括裸眼远视力和裸眼近视力。

3. 矫正视力：指用光学镜片矫正后所测得的视力。包括远距矫正视力和近距矫正视力。

4. 视力不良：又称视力低下。指根据《标准对数视力表》（GB 11533—2011）检查远视力，6岁以上儿童青少年裸眼视力低于5.0。其中，视力4.9为轻度视力不良，

4.6≤视力≤4.8 为中度视力不良，视力≤4.5 为重度视力不良。儿童青少年视力不良的原因多见于近视、远视、散光等屈光不正以及其他眼病（如弱视、斜视等）。

5. 近视：指人眼在调节放松状态下，来自 5 米以外的平行光线经眼球屈光系统后聚焦在视网膜之前的病理状态，其表现为远视力下降。

6. 筛查性近视：应用远视力检查、非睫状肌麻痹状态下电脑验光（俗称电脑验光）或串镜检查等快速、简便的方法，将儿童青少年中可能患有近视者筛选出来。当 6 岁以上儿童青少年裸眼远视力＜5.0 时，通过非睫状肌麻痹下电脑验光，等效球镜（SE）＜-0.50D 判定为筛查性近视；无条件配备电脑验光仪的地区，可采用串镜检查，当正片（凸透镜）视力下降、负片（凹透镜）视力提高者，判定为筛查性近视。

7. 睫状肌麻痹验光检查：睫状肌麻痹验光即通常所说的散瞳验光，是国际公认的诊断近视的金标准。建议 12 岁以下，尤其是初次验光，或有远视、斜视、弱视和较大散光的儿童一定要进行睫状肌麻痹验光，确诊近视需要配镜的儿童需要定期复查验光。

（二）近视分类。

1. 根据散瞳后验光仪测定的等效球镜（SE）度数判断近视度数，根据 SE 度数可以把近视分为低、中和高三个不同程度。

（1）低度近视：-3.00D ≤ SE <-0.50D（近视为 50 ~ 300 度）；

（2）中度近视：-6.00D ≤ SE <-3.00D（近视为 300 ~ 600 度）；

（3）高度近视：SE <-6.00D（近视为 600 度以上）。

2. 根据近视病程进展和病理变化，又可以将近视分为单纯性近视和病理性近视。

（1）单纯性近视：多指眼球在发育期发展的近视，发育停止，近视也趋于稳定，屈光度数一般在-6.00D 之内。其中绝大多数患者的眼底无病理变化，用适当光学镜片即可将视力矫正至正常。

（2）病理性近视：多指发育停止后近视仍在发展，并伴发眼底病理性变化的近视类型，亦称为进行性近视，大多数患者的度数在-6.00D 以上。常见眼底改变有近视弧形斑、漆裂纹、脉络膜新生血管、黄斑脉络膜萎缩、视网膜脱离、后巩膜葡萄肿等。

**（三）近视的症状及危害。**

近视的典型症状是远视力下降。其主要表现包括如下。

1. 远视力下降，近视初期常有远视力波动。

2. 注视远处物体时不自觉地眯眼、歪头。

3. 部分近视未矫正者可出现视疲劳症状。

4.近视度数较高者,除远视力差外,常伴有夜间视力差、飞蚊症、漂浮物和闪光感等症状,并可发生不同程度的眼底改变,特别是高度近视者,发生视网膜脱离、撕裂、裂孔、黄斑出血、新生血管和开角型青光眼的危险性增高,严重者会导致失明。

## 三、近视防控适宜技术

### (一)筛查视力不良与近视。

按照《儿童眼及视力保健技术规范》和《国家基本公共卫生服务规范(第3版)》要求,做好0~6岁儿童眼保健和视力检查工作,早期发现影响儿童视觉发育的眼病和高危因素,及时转诊与及早矫治,保护和促进儿童视功能的正常发育。

建立中小学生视力定期筛查制度,开展视力不良检查,内容包括裸眼视力、戴镜视力(如有戴镜)、非睫状肌麻痹下屈光检查,视觉健康影响因素评估,有条件地区鼓励增加眼轴长度、角膜曲率测量,其中远视力筛查应采用《标准对数视力表》(GB 11533—2011)。筛查频率每学年不少于一次;电脑验光采用的自动电脑验光仪应符合《眼科仪器:验光仪》(ISO 10342—2010)的规定。

做好托幼机构、中小学校儿童青少年视力筛查工作,提供专业技术服务与指导。筛查单位应当在筛查结束1个月内，按照筛查技术流程图（图1和图2）反馈筛查结果，并提出精准预防近视指导或转诊建议。应当特别重视

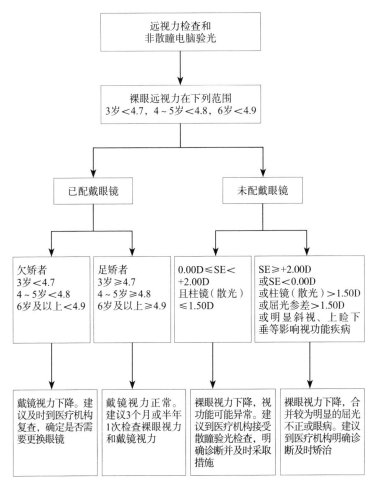

图1　学龄前儿童视力屈光筛查技术流程图

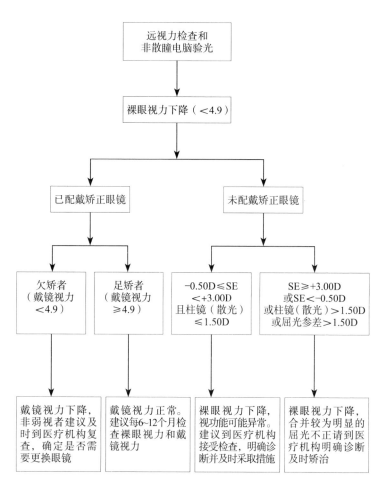

图 2　中小学生视力屈光筛查技术流程图

对近视儿童青少年的信息反馈和用眼卫生的指导；对怀疑远视储备不足（裸眼视力正常，屈光状态虽未达到近视标准但偏离相应年龄段生理值范围），有近视高危因素者，应当予以高危预警，重点干预。同时，应当在 1 个月内将检查结果反馈学校，内容包括检查时间、检查人数、分年级分班级的视力不良和筛查性近视率发生情况，并与上学年检查结果进行比较。

**（二）建立视力健康档案。**

对 0 ~ 6 岁儿童和中小学生进行定期视力检查，参照《儿童青少年近视筛查结果记录表》（表 1），规范记录检查内容，建立儿童青少年视力健康档案。有条件地区可根据情况，增加眼外观、眼位、眼球运动以及屈光发育等内容。

及时分析儿童青少年视力健康状况，早期筛查出近视及其他屈光不正，动态观察儿童青少年不同时期屈光状态发展变化，早期发现近视的倾向或趋势，制订干预措施，努力减少近视，特别是高度近视的发生与发展。小学要接收医疗卫生机构转来的各年度《儿童青少年视力检查记录表》等视力健康档案，确保一人一档，随学籍变化实时转移，并与中小学生视力检查衔接。

## 表1　儿童青少年近视筛查结果记录表

省（市／自治区）：　　　　　　地市（州）：

县（区）：　　　　　　　　　　监测点：□（1. 城；2. 郊）

学校名称（盖章）：□□

---

1. 个人基本信息

姓名：　　　　　年级：　　　编码：□□□□

性别：① 男 ② 女　　年龄：（周岁）　　　民族：

身份证号：□□□□□□□□□□□□□□□□□□

出生日期：□□□□年□□月□□日

检查时间：□□□□年□□月□□日

班主任签名：＿＿＿＿＿＿

---

2. 0～3 岁儿童眼外观　□未见异常　□异常

　　0～3 岁儿童其他检查（选填）：

　　光照反射　□未见异常　□异常

　　瞬目反射　□未见异常　□异常

　　红球试验　□未见异常　□异常

　　眼位检查　□未见异常　□异常

　　眼球运动　□未见异常　□异常

　　视物行为观察　□未见异常　□异常

填表人／医生签名：＿＿＿＿＿＿

---

3. 视力检查

戴镜类型：□

①框架眼镜　　　　　　　②隐形眼镜

③角膜塑形镜，配戴度数（右）　　　（左）

④不戴镜

电脑验光单

粘贴处

续表

| 远视力检查结果： | | | 电脑验光单粘贴处 |
|---|---|---|---|

| 眼别 | 裸眼视力 | 戴镜视力 |
|---|---|---|
| 右眼 | | |
| 左眼 | | |

（请以 5 分记录法记录）

　　　　　填表人/医生签名：_____

自动电脑验光检查结果：

| 眼别 | 球镜（S） | 柱镜<br>（散光C） | 轴位<br>（散光方向A） |
|---|---|---|---|
| 右眼 | | | |
| 左眼 | | | |

（球镜、柱镜填写请保留两位小数）

其他需要注明的特殊情况：

　　　　　填表人/医生签名：_____

注：1. 戴镜视力指配戴自己现有的眼镜看到的视力水平。

　　2. "电脑验光"中，"球镜"为近视或远视度数，负值为近视，正值为远视；"柱镜"为散光度数；轴位为散光的方向，有散光度数才会有散光轴位。

　　3. 本次电脑验光为非睫状肌麻痹下验光进行近视筛查，结果不具有诊断意义。

## （三）培养健康用眼行为。

　　个体、家庭和学校应当积极培养"每个人都是自身健康第一责任人"的意识，主动学习掌握眼健康知识和技

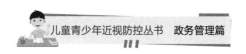

能；父母和监护人要了解科学用眼、护眼知识，以身作则，强化户外活动和体育锻炼，减轻学生学业负担；培养和督促儿童青少年养成良好的用眼卫生习惯，使其建立爱眼护眼行为。

| 执行主体 | 技术措施 |
|---|---|
| 个体 | • 积极关注自身视力异常迹象，例如看不清黑板上的文字、眼睛经常干涩、经常揉眼等症状，及时告知家长和教师视力变化情况。可交替闭上一只眼睛进行自测，以便发现单眼视力不良。<br>• 认真规范做眼保健操，做操时注意力集中，闭眼，认真、正确地按揉穴位等，以感觉到酸胀为度。<br>• 保持正确的读写姿势，"一拳一尺一寸"；不在走路、吃饭、卧床时、晃动的车厢内、光线暗弱或阳光直射等情况下看书或使用电子产品。<br>• 读写连续用眼时间不宜超过 40 分钟，每 40 分钟左右要休息 10 分钟，可远眺或做眼保健操等。<br>• 控制使用电子产品时间。课余时间使用电子产品学习 30~40 分钟后，应休息远眺放松 10 分钟。非学习目的使用电子产品每次不超过 15 分钟。 |
| 家庭 | • 督促孩子保持正确的读写姿势，做到"一拳一尺一寸"；不躺卧看书，不在走路、吃饭时等情况下看书或使用电子产品。<br>• 家长陪伴孩子时尽量减少使用电子产品。<br>• 家长设定明确规则，有意识地控制孩子，特别是学龄前儿童使用电子产品，积极选择替代性活动，如游戏、运动和户外活动等，减少视屏时间。 |

续表

| 执行主体 | 技术措施 |
|---|---|
| 学校 | • 开展近视防控等相关健康教育课程和活动，提升师生相关健康素养。<br>• 中小学校严格组织全体学生每天上下午各做1次眼保健操。<br>• 鼓励课间走出教室，上下午各安排一个30分钟的大课间。<br>• 教师要教会并督促学生保持正确读写姿势。<br>• 指导学生科学规范使用电子产品。<br>• 幼儿园教师开展保教工作时要主动控制使用电视、投影等设备的时间。 |

## （四）建设视觉友好环境。

家庭、学校、医疗卫生机构、媒体和其他社会团体等各界力量要主动参与建设视觉友好环境。家庭和学校依据国家相关政策和标准要求，减轻学生学业负担，改善采光照明条件，配备适合儿童青少年身高的课桌椅。媒体和社区应当加大相关标准和知识宣传力度，创建支持性社会环境。

| 执行主体 | 技术措施 |
|---|---|
| 家庭 | • 配合学校切实减轻孩子课业负担。<br>• 提供良好的家庭室内照明与采光环境。<br>• 定期调整书桌椅高度，使其适合孩子身高的变化。<br>• 不在孩子卧室摆放电视等视屏产品。<br>• 保障孩子睡眠时间。 |

续表

| 执行主体 | 技术措施 |
|---|---|
| 学校 | • 减轻学生学业负担，依据国家课程方案和课程标准组织安排教学活动。<br>• 按照"零起点"正常教学，注重提高课堂教学效益，不得随意增减课时、改变难度、调整进度。<br>• 强化年级组和学科组对作业数量、时间和内容的统筹管理。<br>• 教学和布置作业不依赖电子产品，使用电子产品开展教学时长原则上不超过教学总时长的30%，原则上采用纸质作业。<br>• 采购符合标准的可调节课桌椅。<br>• 提供符合用眼卫生要求的教学环境。<br>• 加快消除"大班额"现象。<br>• 加强视力健康管理，将近视防控知识融入课堂教学、校园文化和学生日常行为规范。<br>• 为儿童提供营养均衡、有益于视力健康的膳食，促进视力保护。 |
| 医疗卫生机构 | • 加强医疗机构能力建设，培养儿童眼健康医疗技术人员。<br>• 根据儿童青少年视力进展情况，提供个性化的近视防控健康宣教和分级转诊。<br>• 组织专家主动进学校、进社区、进家庭，积极宣传推广预防儿童青少年近视的健康科普知识。 |
| 媒体和社会团体 | • 倡导健康理念，传播科学健康知识。充分发挥广播电视、报刊、网络、新媒体等作用，利用公益广告等形式，多层次、多角度宣传推广近视防治知识。 |

## （五）增加日间户外活动。

学校、家庭和社区共同努力减少儿童青少年长时间持续视近工作，采取多种措施，为儿童青少年提供相关条件，督促儿童青少年开展户外活动。

| 执行主体 | 技术措施 |
|---|---|
| 个体 | • 养成健康意识和用眼习惯，采纳健康行为，日间户外活动每天至少 2 小时。<br>• 保证睡眠时间，小学生每天睡眠 10 小时、初中生 9 小时、高中生 8 小时。 |
| 家庭 | • 通过家长陪同儿童走路上学，课外和节假日亲子户外活动等方式，积极引导、支持和督促孩子进行日间户外活动。<br>• 使孩子在家时每天接触户外自然光的时间达 60 分钟以上。对于已患近视的孩子应进一步增加户外活动时间，延缓近视发展。<br>• 鼓励支持孩子参加各种形式的体育活动，督促孩子认真完成寒暑假体育作业，掌握 1~2 项体育运动技能，引导孩子养成终身锻炼习惯。 |
| 学校 | • 强化户外体育锻炼，确保中小学生在校时每天 1 小时以上体育活动时间。注意强调培养良好用眼习惯。<br>• 落实国家体育与健康课程标准。确保小学一二年级每周 4 课时，三至六年级和初中每周 3 课时，高中阶段每周 2 课时。中小学校每天安排 30 分钟大课间体育活动。 |

| 执行主体 | 技术措施 |
| --- | --- |
| 学校 | ● 幼儿园要保证儿童每天 2 小时以上户外活动，寄宿制幼儿园不得少于 3 小时，其中体育活动时间不少于 1 小时，结合地区、季节、学龄阶段特点合理调整。<br>● 全面实施寒暑假学生体育家庭作业制度，督促检查学生完成情况。<br>● 避免幼儿园"小学化"教学，重视生活和游戏对 3~6 岁儿童成长的价值。 |

## （六）规范视力健康监测与评估。

视力健康监测与评估可以及时了解学生群体中视力不良、近视分布特点及变化趋势，确定高危人群及高危因素，为制定及评估近视预防控制措施提供数据依据。

制定本地学生常见病及健康影响因素监测实施方案，组织相关培训，做好现场调查和监测、数据录入、结果分析与上报等工作。近视监测流程图（图 3）。

逐级撰写当地近视监测和评估报告，并将监测及评估报告及时报告政府并通报教育行政部门，结合当地实际情况，制订或调整近视干预措施和活动，将主要信息通过媒体向社会公布。

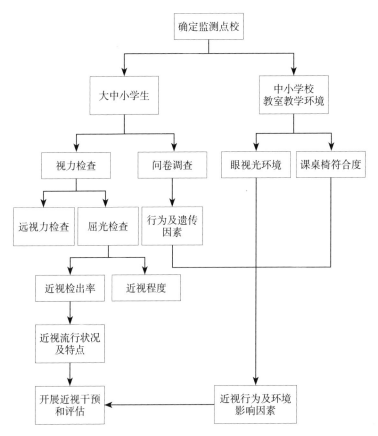

图3　儿童青少年近视监测流程图

## （七）科学诊疗与矫治。

经过近视筛查以及监测等工作，应对儿童青少年进行分级管理，科学矫治。

1. 对视力正常，但存在近视高危因素的学生，建议其改变高危行为，改善视光环境。

2. 对远视储备不足或者裸眼视力下降者，其视功能可能异常，建议到医疗机构接受医学验光等屈光检查，明确诊断并及时采取措施矫治。

3. 配戴框架眼镜是矫正屈光不正的首选方法，建议家长到医疗机构遵照医生或验光师的要求给孩子选择合适度数的眼镜，并遵医嘱戴镜。对于戴镜视力正常者，学龄前儿童每 3 个月或者半年，中小学生每 6~12 月到医疗机构检查裸眼视力和戴镜视力，如果戴镜视力下降，则需要在医生指导下确定是否需要更换眼镜。

4. 近视儿童青少年，在使用低浓度阿托品或者配戴角膜塑形镜（OK 镜）减缓近视进展时，建议到正规医疗机构，在医生指导下，按照医嘱进行。

## 第十一篇

# 全国各省（区、市）扎实推进综合防控儿童青少年近视工作

教育部简报〔2019〕第 26 期

党中央、国务院高度重视儿童青少年近视防控工作，习近平总书记对学生近视问题作出重要指示指出，要结合深化教育改革，拿出有效的综合防治方案，并督促各地区、各有关部门抓好落实。2018 年 8 月 30 日，教育部等八部门联合印发《综合防控儿童青少年近视实施方案》（以下简称《实施方案》），按照预防为主、防治结合的原则，推动近视防控工作。一年多来，各地深入落实《实施方案》，防控工作取得阶段性进展。

**落实主体责任，凝聚防控合力。**各省（区、市）人民政府签订并落实与教育部、国家卫生健康委签订的近视防控责任书，30 个省份出台了省级近视防控方案。福建省在防控方案中明确要求，学校建立学生视力健康管理领导小组，将近视防控纳入学校、班主任考核。宁夏回族自治区教育厅、卫生健康委与所辖 5 个地市、地市与所辖 23 个县（市、区）人民政府签订目标任务责任书。江西、山西、浙江等地成立儿童青少年近视综合防控工作领导小组

或联席会议机制，分管副省长任组长或召集人，浙江、云南等地增加新闻出版、医保、共青团、妇联等部门为近视防控联席会议成员单位。

**成立专门机构，健全防控机制。**北京、浙江、湖北等地建立省级近视防控专门机构，有序推进近视防控方案制定、政策协调和推进落实等工作开展。山东省出台《学生体质健康促进条例》，明确政府、部门、学校、学生、家庭在加强近视防控各方面的责任和义务。甘肃省嘉峪关市融合健康教育、监测预警、综合干预、跟踪管理，建立干预视觉行为、改善视觉环境、管理视觉健康三级视力保障体系。

**突出试点带动，强化示范引领。**河北省石家庄市加强近视防控改革试验区建设，实施视力防控服务体系、家庭视健康样本、学校视觉环境达标、近视防控队伍建设、学生视力档案完善、用眼卫生常规标准化、视光体育健康促进等七大工程。吉林省长春市设立南关区、长春新区2个视力健康干预试点区，确定9所试点校，建立近视防控小屋。四川省成都市加强试点示范，在金牛区开展"国球护眼球"课题研究，将体育运动融入学生近视防治，持续推进全区"眼健康工程"。

**推进教医融合，发挥专家作用。**江西、广东、天津、内蒙古、陕西等地成立省级近视防控专家组（库），完善校医院、基层医疗卫生和眼科机构协作机制。上海市细化近视分级诊断标准，建立"市—区—社区"医疗机构分级转／复诊制度，推动屈光发育档案、筛查服务、临床诊断与矫治等信息互联互通，支持家长和学生开展视力健康自主管理。湖北、广东、重庆等地组织医学视光、预防医学、健康教育专家，联合编制近视防控须知、标准化课件、视力健康课堂教学案例、家庭用眼监督手册，供教师和家长免费使用。

**加强普查监测，推进建档工作。**浙江省温州市推进中小学生视力普查工作，建立视功能大数据系统，已完成全市中小学生近视普查 100 万人次。江苏省建立中小学生和 6 岁幼儿视力健康档案，2019 年完成 100 万 6 岁儿童建档。湖北、辽宁、河北等地开发视力健康管理系统，制定视力不良风险预警分级标准，开展监测、预警、评估和干预，实现学生视力健康档案随入学、升转学实时转移。

**减轻学业负担，贯通体育锻炼。**新疆维吾尔自治区印发中小学生减负实施方案，开展减负督导检查和幼儿园"小学化"治理。四川省执行中小学减负"十严十不准"，控制家庭作业量、考试次数，减少教学电子产品使用，增加学生户外运动和睡眠休息时间。安徽省实施寒暑假学生体育家庭作业制度，推进阳光体育。西藏自治区坚持开齐开足体育与健康课，中小学生每天上下午各做 1 次眼保健操，落实阳光体育 1 小时和全国校园足球特色学校每周 1 节足球课，开展锅庄舞等特色课间操。新疆生产建设兵团强化体育课和课外锻炼，普及和发展冰雪运动，举办青少年速度滑冰和滑雪锦标赛。山西省长治市将中考体育分值增加到 70 分，增设综合素质评价，身体素质分值占比 40%。上海市在 8 个区 24 所小学探索将学生户外活动时间每天增至 2 小时，学生近视发生率较对照学校下降近 30%。

**加强设施配备，落实卫生监督。**江苏省实施教室视觉环境达标工程，三年内逐步更换教室照明灯具，改善照明条件。在新建、改扩建校舍前，由卫生健康部门监督指导校舍选址、设计并参与竣工验收，将视觉环境、课桌椅匹配等纳入卫生监督范围。安徽省开展"智慧照明"试点，海南省启动全面配备可升降课桌椅等工作，河北、云南等地升级改造教室采光与照明设施，改善学生学习环境和用眼条件。安徽省芜湖市十二中按照南航飞行班级采光标准配备灯具，在柔和暖光和蓝色教室涂墙环境下，学生三年无近视增长现象。

**推动家长参与，构建联动机制。**重庆市印发"一起行动，共同呵护好孩子的眼睛——致家长的一封信"，营造家校联动共防共控良好氛围。河北省督促学校向家长宣讲近视防控措施和预防知识，促进家长参与近视防控工作。

新疆维吾尔自治区落实学生健康体检和每学期 2 次视力监测制度，及时向家长反馈结果，引导家长重视孩子早期视力保护与健康。

**加强市场监管，规范行业行为。**江苏省加强眼视光产品市场和验光配镜行业监管整顿，加大眼视光产品生产、流通和销售领域执法检查力度，规范行业秩序。江西、贵州等地加强儿童青少年近视矫正监管，要求从事近视矫正的机构或个人，不得在宣传中使用"康复""恢复""降低度数""近视治愈""近视克星"等误导性表述。黑龙江省认定 49 所医疗机构为青少年近视眼防控监测单位，为中小学生开展免费医学验光检查和评估。

**开展专项培训，支持专业建设。**湖北省开展教育管理干部和校长近视防控专题培训，要求市（州）教育局培训到校长，县级教育局培训到班主任，省级培训乡镇中心学校校长 1 000 人次。河南、内蒙古、江西、新疆、山东等地举办多期近视防控工作培训班和研讨会，系统宣讲防控政策和知识，提高中小学卫生保健、健康教育人员职业能力和专业素养。山东省支持山东中医药大学、青岛大学、潍坊医学院等院校设立眼视光专业并扩大招生规模。江苏省支持高校眼视光学科建设和人才培养，南京医科大学医学技术（眼视光）专业获得一级学科博士点授予权。

**加大财政投入，保障经费落实。**吉林省投入 1 380 万元，为全省中小学和职业学校配备视力检测装备。甘肃省增设近视防控工作经费 500 万元，用于近视防控改革试验试点、年度近视率核定、视力健康管理等工作。内蒙古自治区投入 290 万元用于支持近视防控改革试点县、试验区建设。湖北省将学生公用经费中的体检费用与卫生健康部门基本公共卫生服务项目经费捆绑，解决视力检测经费问题。湖南省为近视防控试点县提供专项经费支持。

**深化宣传教育，突出育人功能。**江西省组织省直医疗机构进校开展眼病义诊和科普宣传，通过盲人体验、眼球模型拆解、视力表认知和趣味视觉图等游戏增强互动，将眼科专业知识融入趣味活动。山东省举办近视防控大讲堂，超过 2 000 万中小学生及家长、教师通过电视和网络收看。上海市连续 4 年举办预防近视主题宣传活动，制作传唱全国首支《爱眼歌》，创造"大眼仔"卡通吉祥物，广泛宣传普及近视防控核心知识。山西省太原市开展近视防控科普讲座 30 余场，受益学生 2 万余人。四川、重庆、广东、广西、福建、新疆、内蒙古等地制作近视防控公益广告片和科普宣传三维动漫，举办眼健康专题讲座及咨询活动，在全社会营造爱眼护眼良好氛围。

**纳入政绩考核，依法依规问责。**上海市将近视防控、总体近视率等纳入政府绩效考核，对儿童青少年健康水平连续三年下降的地方政府和学校依法依规予以问责。湖北省对未实现年度近视防控工作目标或排在末位的市县进行通报，对儿童青少年体质健康水平连续三年持续下降的市县予以问责。甘肃省将儿童青少年身心健康、课业负担等纳入义务教育质量监测评估体系，对儿童青少年体质健康水平连续三年下降的学校予以问责。

## 第十二篇
# 教育部牵头推进全国综合防控儿童青少年近视和中小学健康促进工作

　　为加强儿童青少年近视、体质健康、传染病防控、食品安全等工作，教育部牢固树立健康第一的教育理念，聚焦教会健康知识和技能、建好学校卫生与健康教育体制机制，突出重点，着力创新，服务学生健康成长，奋力写好新时代学校卫生与健康教育工作"奋进之笔""得意之作"，为推进健康中国战略和健康中国行动、培养德智体美劳全面发展的社会主义建设者和接班人提供重要支撑。

**印发实施《学校食品安全与营养健康管理规定》**

　　2019 年 2 月 20 日，教育部、市场监管总局、国家卫生健康委联合印发《学校食品安全与营养健康管理规定》，贯彻落实健康中国战略、提升学校食品营养健康水平，健全完善学校食品安全依法治理机制，明确学校食品安全管理相关方面职责。

**牵头推进综合防控儿童青少年近视**

　　2019 年 4 月 3 日，教育部、国家卫生健康委联合召开全国综合防控儿童青少年近视暨推进学校卫生与健康教育工作视频会议。教育部、国家卫生健康委、体育总局等九部门建立联席会议机制。9月27日，召开联席会议机制第一次会议，总结联席会议成员单位和各省（区、市）人民政府一年来贯彻落实《综合防控儿童青少年近视实施方案》进展。12月3日，教育部发函商请科技部、国家医保局、共青团中央、全国妇联加入联席会议机制，联席会议成员单位增加至13个。此外，教育部组建由85名专家组成的近视防控专家宣讲团，举行集体备课，统一宣讲大纲，自5月15日举办首场宣讲以来，通过现场宣讲和电视台、电台、网络直播等方式开展了900多场次宣讲，覆盖学生和家长等5 000余万人次。

### 牵头推进中小学健康促进专项行动

教育部贯彻落实健康中国战略部署和《国务院关于实施健康中国行动的意见》，按照增加体育锻炼和健康教育、减轻过重学业负担、加强政策制度保障"一增一减一保障"主体思路，牵头推进中小学健康促进专项行动。强调要进一步完善政策制度，强化学校体育，深化健康教育，落实减负措施，持续防控近视，提升治理能力，保障学生健康成长，不断提升广大学生的健康获得感、幸福感和生活质量，为健康中国打牢坚实根基。主题推进活动发布了中小学健康促进工作宣传片，发出了中小学健康促进专项行动倡议。

### 开展"师生健康中国健康"主题健康教育

设立"新中国70年学校卫生与健康教育"专项研究

项目，完成新中国 70 年学校卫生与健康教育大事记和研究报告撰写。2019 年 3 月 1 日，教育部印发《关于开展 2019 年"师生健康中国健康"主题健康教育活动的通知》，把健康教育融入学校教育教学各环节，引导广大师生树立正确健康观、提升健康素养、形成健康行为和生活方式。5 月 15 日，举行 2019 年"师生健康中国健康"主题健康教育活动全国启动仪式。在北京市公交站台 60 个广告位投放"师生健康中国健康"主题健康教育活动公益广告，印制 3 万份"师生健康中国健康"主题健康教育活动海报，分发到地方和学校张贴宣传。

7 月 3 日，教育部、国家卫生健康委联合印发《关于切实加强新时代学校预防艾滋病教育工作的通知》，从高度重视学校预防艾滋病教育工作、健全学校艾滋病疫情通报和定期会商机制等方面强化要求。9 月 11 日，国家卫生健康委、教育部等十部门联合印发《遏制艾滋病传播实施方案（2019—2022 年）》，提出实施学生预防艾滋病教育工程。11 月 20 日，教育部印发《关于做好 2019 年"世界艾滋病日"宣传活动的通知》，开展宣传活动。11 月 28 日，教育部联合国家卫生健康委、北京市人民政府举办 2019 年"世界艾滋病日"主题宣传活动。

**开展校园食品安全专项整治**

2019 年 8 月下旬至 2020 年 1 月中旬，教育部会同市场监管总局、公安部、农业农村部扎实开展校园食品安全专项整治。联合市场监管总局召开校园食品安全守护行动工作推进会，开展学校食品安全风险隐患排查，赴北京、内蒙古、辽宁、陕西等地调研专项整治重点举措落实情况。联合市场监管总局、农业农村部成立整治食品安全问题联合行动第二督导组，教育部副部长钟登华带队赴河北省督导。举办新闻发布会和媒体联合采访，20 余家媒体发布 80 多篇报道。在教育部门户网站上线"校园食品安全专项整治专题网页"，总结推广地方和学校典型经验和成效。经过专项整治，全国校园食品安全整体状况明显改善。

**开展新一轮全国学生体质与健康调研**

2019 年 7 月 10 日，教育部等六部门印发《关于开展 2019 年全国学生体质与健康调研及国家学生体质健康标准抽查复核工作的通知》，开展第八次全国学生体质与健康调研，与 2019 年《国家学生体质健康标准（2014 年修订）》测试抽查复核工作同步部署安排。组建协调小组，开展专题培训，明确实施要求和进度安排，拨付专项经费，指导各地开展工作，及时调度进展。

人民网

2020 年 2 月 10 日

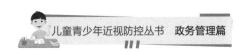

## 第十三篇

# 有阳光 有未来·防控近视科普常识

　　我国儿童青少年近视问题一直备受社会广泛关注，近年来呈现高发、低龄化趋势，严重影响孩子们的身心健康。国家卫生健康委始终将儿童青少年近视防控作为工作的重中之重，坚决打好近视防控攻坚战，在全国积极探索推广近视防控适宜技术。此前，发布了《儿童青少年近视防控适宜技术指南》在全国 183 个区县试点推广应用。

　　为进一步体现"健康第一责任人"理念，让每个儿童青少年成为自己健康的主人，全面提升近视防控常识，疾控局在前期相关技术指南基础上，委托北京大学人民医院眼视光中心、北京大学医学部眼视光学院等单位进行精心策划编辑，对儿童青少年近视防控适宜技术进行了科普化应用转化，形成了《有阳光 有未来·防控近视科普常识》。旨在通过图文并茂、通俗易懂的形式，简单生动的向学生、家长及教师等方方面面宣传传授近视防控常识，动员孩子们从自身做起，形成良好的爱眼护眼行为，持久坚持下去。

国家卫生健康委员会疾病预防控制局

2021 年 5 月 6 日

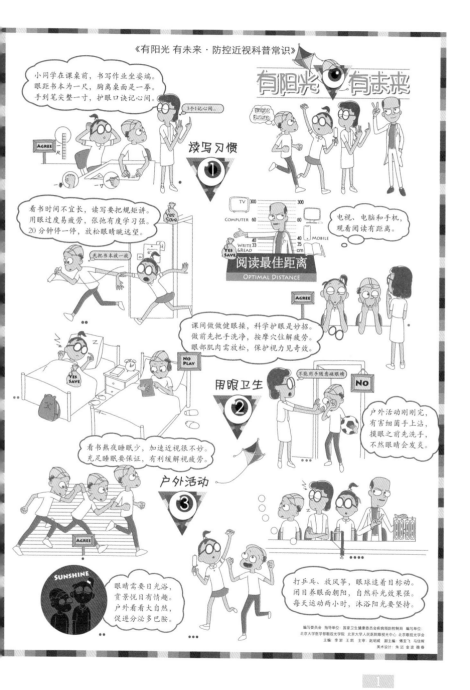

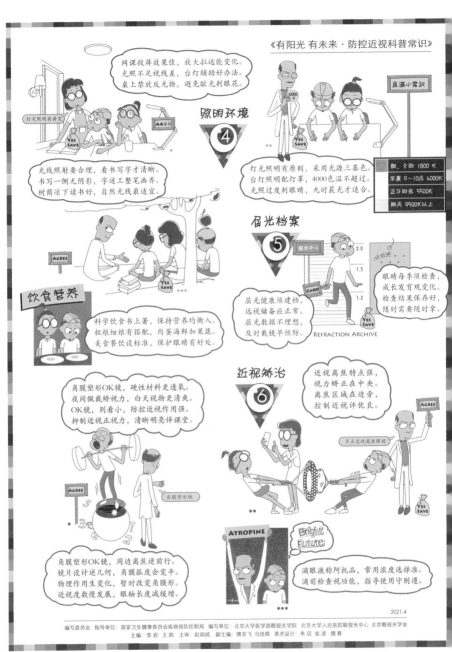